# HEILBRIGÐ SMOOTHIE BÓK FYRIR BYRJENDUR

100 LJÚFFENGAR UPPSKRIFTIR TIL AÐ LÉTTAST, ÖÐLAST ORKU OG DETOX

Ásta Jökulsdóttir

## Allur réttur áskilinn.

**Fyrirvari**

Upplýsingarnar í þessari rafbók eru ætlaðar til að þjóna sem alhliða safn aðferða sem höfundur þessarar rafbókar kannaði. Samantektir, aðferðir, ábendingar og brellur eru eingöngu ráðleggingar höfundar og lestur þessarar rafbókar tryggir ekki að niðurstöður þínar endurspegli niðurstöður höfundar nákvæmlega. Höfundur rafbókarinnar hefur lagt allt kapp á að veita lesendum rafbókarinnar núverandi og nákvæmar upplýsingar. Höfundur og þátttakendur hans eru ekki ábyrgir fyrir óviljandi villum eða vanrækslu sem kunna að finnast. Efnið í rafbókinni getur innihaldið upplýsingar frá þriðja aðila. Efni þriðja aðila inniheldur skoðanir sem eigendur þeirra hafa látið í ljós.

Rafbókin er höfundarréttar © 2022 með öllum rétti áskilinn. Það er ólöglegt að endurdreifa, afrita eða búa til afleidd verk úr þessari rafbók í heild eða að hluta. Engan hluta þessarar skýrslu má afrita eða dreifa á nokkurn hátt án skriflegs og undirritaðs leyfis höfundar.

# EFNISYFIRLIT

EFNISYFIRLIT ............................................................................. 3
INNGANGUR ............................................................................. 8
Prótein HRISTINGAR OG SMOOTHIES ................................. 9
   1. Próteinberja- og bananasmoothie ................................. 10
   2. Spínat og berja ofurhristingur ....................................... 12
   3. Epla- og stórkornhristingur ........................................... 14
   4. Cherry Walnut Shake .................................................... 16
   5. Bakaður epla- og spínathristingur ................................. 18
   6. Öflugur Tropical Green Shake ....................................... 20
   7. Beet and Berry Shake ................................................... 22
   8. Tvöfaldur súkkulaðimyntu- og valhnetuhristingur ......... 24
   9. Appelsínu hörfræ rjómablanda ..................................... 26
   10. Haframjöls- og möndlukanilhristingur ......................... 28
ÆFING OG VATNINGAR SMOOTHIES ................................. 30
   11. Súkkulaðikaffismoothies ............................................. 31
   12. Jam prótein líkamsþjálfun Shake ................................ 33
   13. Pina Colada Túrmerik Smoothie ................................. 35
   14. Bananabrauð og haframjöl rakagefandi Smoothie ..... 37
   15. Berja- og rjómahristingur ........................................... 39
   16. Berjatúrmeriksmoothie .............................................. 41
   17. Jarðarberjaostakökuhristingur .................................... 43
   18. Ferskja og sýrður rjómi Prótein Smoothie .................. 45
   19. Bananapróteinhristingur eftir æfingu ......................... 47
   20. Smoothie fyrir sítrus, melónu og gulrót ...................... 49
HNEUTUSAFFI OG SMOOTHIES ........................................... 51

21. Jarðhnetur, Kefir og Myntu Smoothie ............... 52
22. Fíkju- og valhnetusmoothie ............... 54
23. Grænir ávextir og kasjúhnetur Smoothie ............... 56
24. Möndlu- og bananasmoothie ............... 58
25. Möndlu- og trönuberjasmoothie ............... 60
26. Möndlur og Cappuccino Smoothie ............... 62
27. Smoothie með hnetu úr sítrónu og spínati ............... 64
28. Jarðarber og makadamíuhnetur ............... 66
29. Kirsuber, vanillu og makadamía ............... 68
30. Engifer, kasjúhnetur og villt bláber ............... 70

## Ávaxtasafi og SMOOTHIES ............... 72
31. Berry Green Smoothie ............... 73
32. Ananasberjasmoothie ............... 75
33. Frískandi grænn Smoothie ............... 77
34. Græn kókosberjasmoothie ............... 79
35. Banana og Goji Berry Smoothie ............... 81
36. Sítrus og eplasafa ............... 83
37. Epli og rófa afeitrunarblanda ............... 85
38. Granatepli og sítrónublanda ............... 87
39. Frískandi sveskjur og sítrónusafi ............... 89
40. Heilbrigð rauð vínber og granatepli blanda ............... 91

## GRÆNTASAFA OG SMOOTHIES ............... 93
41. Spínat, ananas og grænt te ............... 94
42. Smoothie af gúrku, sellerí og spínati ............... 96
43. Spínat, pera og fíkjur ............... 98
44. Tómatar og Tabasco rauður safi ............... 100
45. Cruciferous Veggie and Mint ............... 102
46. Epla-, fennel- og selleríblanda ............... 104

47. Gúrka, sellerí og grænkál Smoothie .................. 106
48. Snow Pea Prótein Smoothie .................. 108
49. Salat- og grænbaunavél .................. 110
50. Jerúsalem ætiþistli og kóríander kokteill .................. 112

## SÚRUR SAFA OG SMOOTHIES .................. 114

51. Jarðarberja-, hörfræ- og eplasmoothie .................. 115
52. Heitur jalapeño og rófusafi .................. 117
53. Súrkirsuberja- og basilíkusafi .................. 119
54. Trönuberjasmoothie .................. 121
55. Græn sítrónu- og gúrkusmoothie .................. 123
56. Smoothie ávaxta og grænt prótein .................. 125
57. Greens, Chia og Mango Smoothie .................. 127
58. Engifer, epli og gulrót blanda .................. 129
59. Tómatar, agúrka og sítróna .................. 131
60. Sæt og bragðmikil safablanda .................. 133

## ÁVINDIR OG GRÆNT .................. 135

61. Berry Green Smoothie .................. 136
62. Fat Burner Smoothie .................. 138
63. Epli-jarðarberjasmoothie .................. 140
64. Græn berjasmoothie .................. 142
65. Berry Peach Smoothie .................. 144
66. Peach Berry Spínat Smoothie .................. 146
67. Ananas spínatsmoothie .................. 148
68. Ananasberjasmoothie .................. 150
69. Trönuberjasmoothie .................. 152
70. Spínat Grænkál Berry Smoothie .................. 154
71. Epli Mango Smoothie .................. 156
72. Ananas Grænkál Smoothie .................. 158

73. Dagleg lime and dill slimming smoothie .................. 160
74. Peach Green Kale Dream Smoothie .................. 162
75. Watermelon Cooler Smoothie .................. 164
76. Kanill Eplasmoothie .................. 166
77. Chocolate Chia Smoothie .................. 168
78. Grænt te Ginger Smoothie .................. 170
79. Græn Colada Smoothie .................. 172
80. Mint súkkulaðibitasmoothie .................. 174
81. Sunny C Delight Smoothie .................. 176
82. Jarðarber og rjómasmoothie .................. 178
83. Lime No Milk Smoothie .................. 180
84. Ginger and Wild Blueberry Smoothie .................. 182
85. Cappuccino Smoothie .................. 184
86. Cherry Vanilla Smoothie .................. 186
87. Goji og Chia Strawberry Smoothie .................. 188
88. Ávaxtakókossmoothie .................. 190
89. Sleepy Smoothie .................. 192
90. Velgengni Smoothie .................. 194
91. Smoothie með grænum og fíkjum .................. 196
92. Kiwi Breakfast Smoothie .................. 198
93. Brómber og Fennel Smoothie .................. 200
94. Kúrbít, pera, eplasmoothie .................. 202
95. Avókadó og berjasmoothie .................. 204
96. Green Powerhouse Smoothie .................. 206
97. Smoothie með magasnuði .................. 208
98. Immune Booster Smoothie .................. 210
99. Ultra-Cool Drink Smoothie .................. 212
100. Tomato Detox Smoothie .................. 214

NIÐURSTAÐA .................................................. 216

# KYNNING

## Auðveldustu Smoothie Uppskriftirnar 2023

*„Ljúffengar smoothieuppskriftir fyrir fljótt þyngdartap, öldrun, góða heilsu og afeitrun auðveld dagsáætlun sem mun hjálpa þér að grennast náttúrulega"*
*Ljúffengar, næringarpakkaðar smoothieuppskriftir til að hjálpa þér að bæta heilsu þína*
*Þyngdarminnkun smoothies sem breyta líkamanum í ofur-skilvirka fitubrennsluvél er hægt að blanda með því að smella á hnapp.*

<u>Rækilega valdir smoothies í þessari handbók munu hjálpa þér að léttast auka efnaskipti, tóna og skilgreina vöðvana og slökkva á genunum sem valda fitugeymslu og margvíslegum langvinnum heilsufarsvandamálum.</u>

Efnaskiptahvetjandi smoothie mun hjálpa þér að hámarka ávinninginn af líkamsþjálfun þinni og auka náttúrulega þyngdartapsútkomu þína.

Þú munt uppgötva inni:

- Uppskriftir sem gefa munnvatni --- með bestu uppskriftunum sem eru í jafnvægi og miða að þyngdartapi og detox
- Ábendingar og brellur --- til að aðstoða skipulagningu þína og þekkingargrunn þinn við að skilja grundvallaratriðin.
- Gagnlegar staðreyndir --- um mikilvægi basa í líkamanum og mikilvægum ferlum hans.
- Smoothie mataráætlun --- Þú munt líða hamingjusamari og heilbrigðari þar sem þú fylgir auðveldlega smoothie lífsstíl.
- 

Ef þú ert að leita að gómsætum smoothies sem eru án sykur, glúten og mjólkurvörur skaltu velja þessa slimming smoothies sem eru pakkaðir af trefjum og heilum matarefnum til að hjálpa þér að byrja á mataræðinu eftir frí.

# Próteinhristingur og SMOOTHIES

# 1. Próteinberja- og bananasmoothie

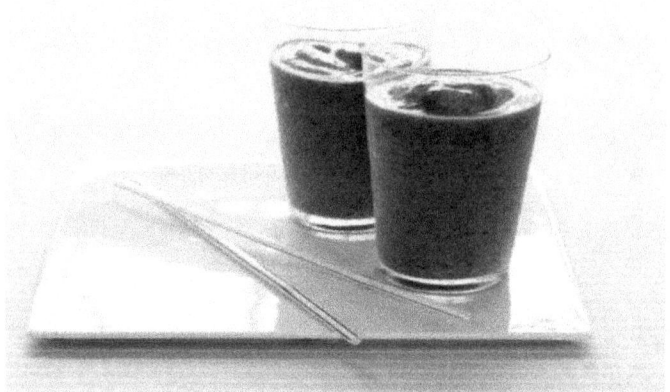

HEILDAR UNDIRBÚNINGSTÍMI: 5 MÍNÚTUR
DÓTTUR: 2

## HRÁEFNI:
- ½ þroskaður banani
- ½ bolli frosin hindber
- ¾ bolli fitulaus mjólk
- 2 matskeiðar vanillu mysupróteinduft
- ½ bolli frosin bláber
- 5 ísmolar

## LEIÐBEININGAR
a) Blandið öllu saman í blandara þar til það er alveg slétt.

## NÆRING
Kaloríur 253
Fita 5g
Mettuð fita 1g
Kolvetni 45g
Trefjar 9g
Sykur 24g
Prótein 11g

## 2. Spínat og berja Super Shake

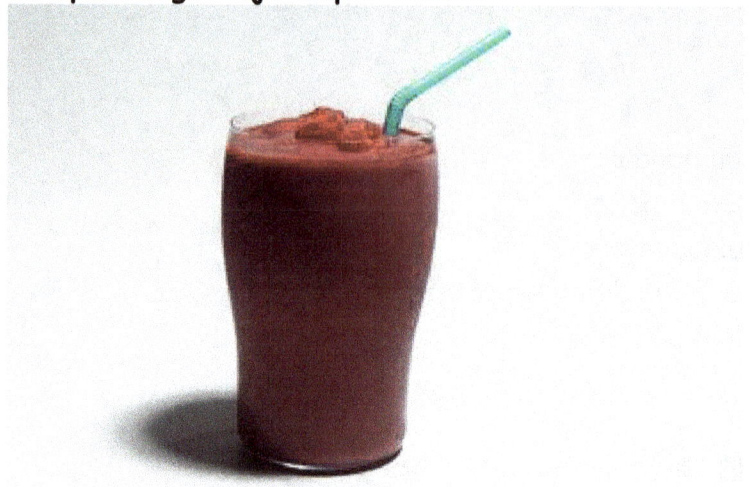

# HEILDAR UNDIRBÚNINGSTÍMI: 5 MÍNÚTUR
# DÓTTUR: 2

## HRÁEFNI:
- 2 bollar blönduð ber
- 10 aura vatn
- 1/2 bolli hrein jógúrt
- 1 bolli spínat
- 2 skeiðar af vanillu próteindufti
- 1 msk valhnetur
- 1 matskeið malað hörfræ

## LEIÐBEININGAR
a) Blandið öllu saman í blandara þar til það er alveg slétt.

## NÆRING
Kaloríur: 191kcal
Kolvetni: 47g
Prótein: 3g
Fita: 2g
Mettuð fita: 1g
Trefjar: 8g
Sykur: 28g

## 3. Epla- og stórkornhristingur

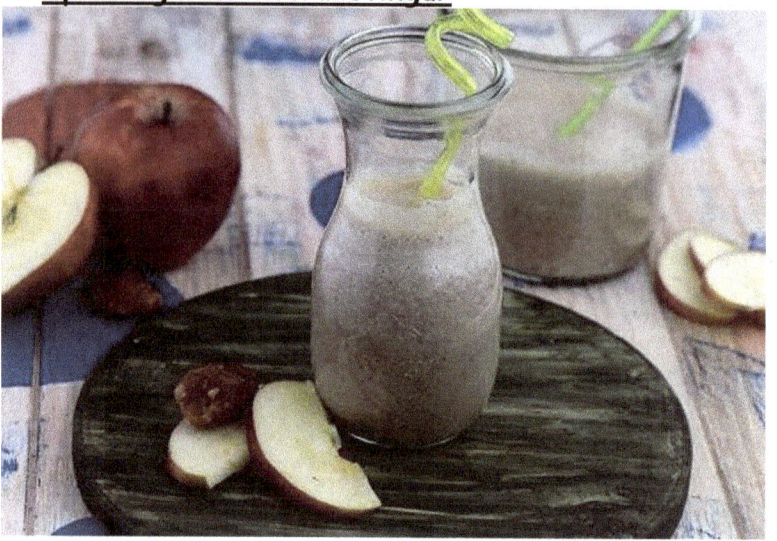

HEILDAR UNDIRBÚNINGSTÍMI: 5 MÍNÚTUR
DÓTTUR: 2

## HRÁEFNI:
- 2 matskeiðar af möndlum
- 10 aura vatn, mjólk eða jógúrt
- 2 skeiðar prótein með vanillubragði
- 1 bolli af spínati
- ¼ bolli af ósoðnum höfrum
- 1 epli, kjarnhreinsað og skorið í báta
- Ís eftir þörfum
- Kanill, eftir smekk

## LEIÐBEININGAR
a) Blandið öllu saman í blandara þar til það er alveg slétt.

## NÆRING
535 hitaeiningar
58 g prótein
13 g fita
46 g kolvetni
9 g trefjar

## 4. Cherry Walnut Shake

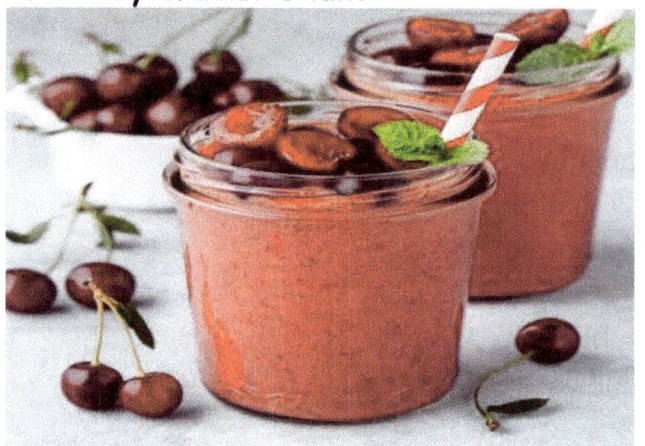

HEILDAR UNDIRBÚNINGSTÍMI: 5 MÍNÚTUR
DÓTTUR: 2

## HRÁEFNI:
- 2 skeiðar af próteindufti
- 2 bollar af sætum dökkum kirsuberjum, holir fjarlægðir
- 10 aura vatn, mjólk eða jógúrt
- 1 bolli af spínati
- 1 matskeið af valhnetum
- 1 matskeið malað hör
- 1 msk kakónibs eða dökkt kakóduft

## LEIÐBEININGAR
a) Blandið öllu saman í blandara þar til það er alveg slétt.

## NÆRING
Kaloríur 307
Heildarfita 12g
Kolvetni 48g
Trefjar 8g
Sykur 32g
Prótein 6g

## 5. Bakaður epla- og spínathristingur

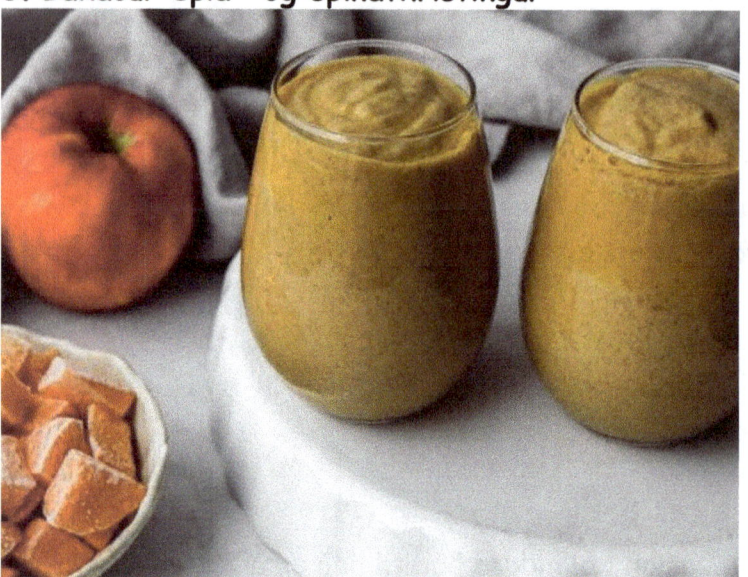

HEILDAR UNDIRBÚNINGSTÍMI: 5 MÍNÚTUR
DÓTTUR: 2

## HRÁEFNI:
- 10 aura vatn, mjólk eða jógúrt
- 1 matskeið af möndlum
- 2 skeiðar próteinduft með vanillubragði
- 1 epli, kjarninn fjarlægður og skorinn í báta
- 1 bolli af spínati
- 1 matskeið af möluðu hör
- 1 matskeið af sesamfræjum
- Kanill eftir smekk
- Ís eftir þörfum

## LEIÐBEININGAR
a) Blandið öllu saman í blandara þar til það er alveg slétt.

## NÆRING
Kaloríur: 146kcal
Kolvetni: 30g
Prótein: 4g
Fita: 3g
Mettuð fita: 1g
Trefjar: 4g
Sykur: 20g

## 6. Öflugur Tropical Green Shake

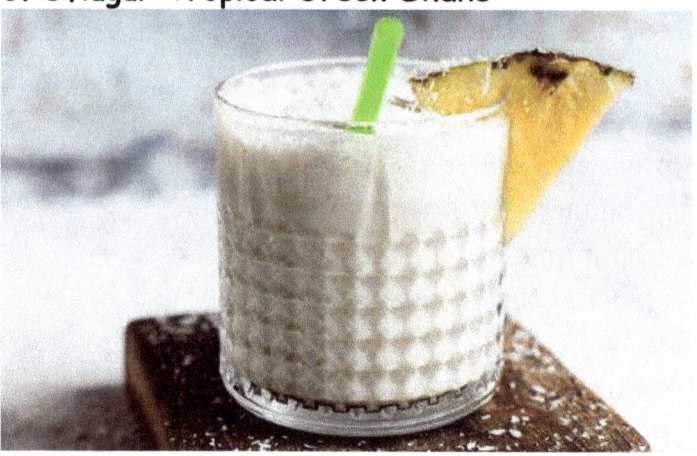

HEILDAR UNDIRBÚNINGSTÍMI: 5 MÍNÚTUR
DÓTTUR: 2

## HRÁEFNI:
- 10 aura vatn, mjólk eða jógúrt
- 1 matskeið af möluðu hör
- 2 skeiðar af próteindufti
- ½ banani
- 1 bolli af ananas
- 1 bolli af spínati
- 2 matskeiðar af kókosflögum
- ½ bolli hrein jógúrt

## LEIÐBEININGAR
a) Blandið öllu saman í blandara þar til það er alveg slétt.

## NÆRING
Kaloríur: 246kcal
Kolvetni: 40g
Prótein: 6,4g
Fita: 3,1g
Mettuð fita: 1,6g
Trefjar: 5,3g
Sykur: 40,8g

# 7. Beet and Berry Shake

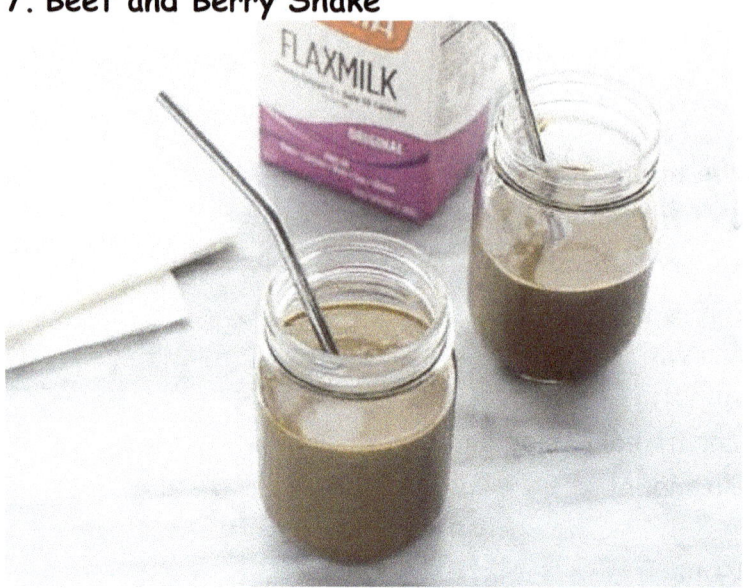

HEILDAR UNDIRBÚNINGSTÍMI: 5 MÍNÚTUR
DÓTTUR: 2

## HRÁEFNI:
- 1/2 bolli jarðarber
- 1/2 bolli frosin kirsuber
- 1/2 bolli saxaðar hráar rófur
- 1/2 bolli bláber
- 8 aura vatn
- 1/2 banani
- 2 matskeiðar af súkkulaði mysupróteini
- 1 matskeið malað hörfræ

## LEIÐBEININGAR
a) Blandið öllu saman í blandara þar til það er alveg slétt.

## NÆRING
Hitaeiningar á hverjum skammti: 181
Heildarfita 1g
Kolvetni 43,6g
Matar trefjar 8g
Sykur 28g
Prótein 3,8g

## 8. Tvöfaldur súkkulaðimyntu- og valhnetuhristingur

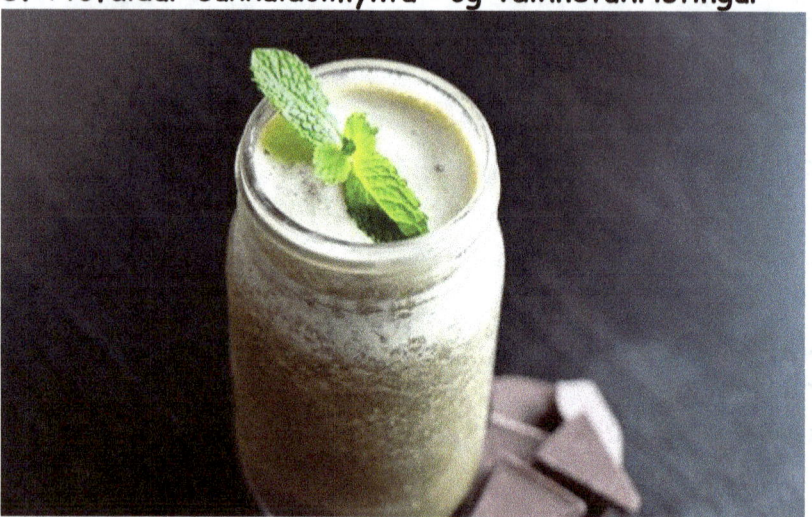

HEILDAR UNDIRBÚNINGSTÍMI: 5 MÍNÚTUR
DÓTTUR: 2

## HRÁEFNI:

- 2 matskeiðar af súkkulaði próteindufti
- 2 matskeiðar kakóduft
- 3/4 bolli súkkulaðimöndlumjólk
- 1 msk valhnetur
- 1 msk kakónibs
- 2 myntublöð
- 4 ísmolar
- ¼ bolli vatn

## LEIÐBEININGAR

a) Blandið öllu saman í blandara þar til það er alveg slétt.

## NÆRING
Kaloríur 210
Kolvetni 15g
Fita 3,5g
Trefjar 6g
Prótein 30g
Mettuð fita 0g
Sykur 5g

9. Appelsínu hörfrækrem

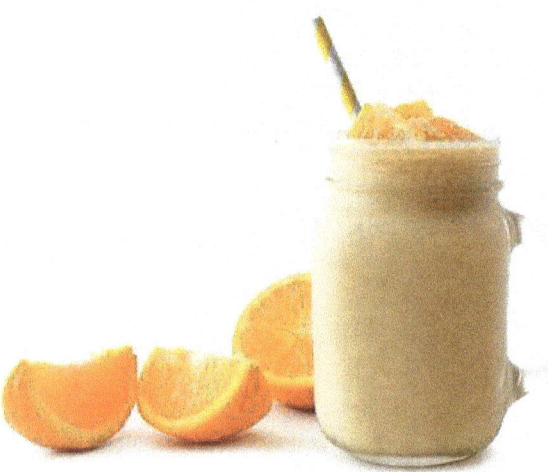

HEILDAR UNDIRBÚNINGSTÍMI: 5 MÍNÚTUR
DÓTTUR: 2

## HRÁEFNI:
- 2 matskeiðar af vanillu próteindufti
- ¼ appelsínubörkur
- 1 msk valhnetur
- 2 matskeiðar hörfræmjöl
- 1 appelsína
- 1 bolli vatn
- ½ bolli appelsínusafi
- 3 ísmolar

## LEIÐBEININGAR
a) Blandið öllu saman í blandara þar til það er alveg slétt.

## NÆRING
Kaloríur 217
Heildarfita 10,6g
Heildarkolvetni 26,5g
Sykur 21,7g
Prótein 5,9g

## 10. Haframjöl og möndlukanilhristingur

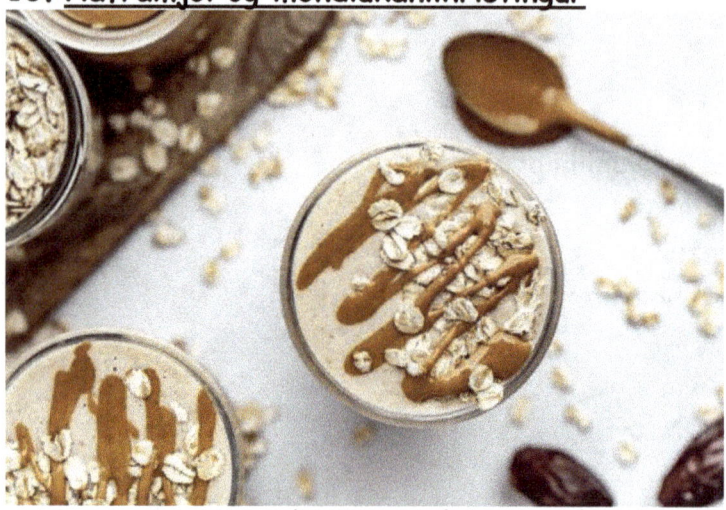

HEILDAR UNDIRBÚNINGSTÍMI: 5 MÍNÚTUR
DÓTTUR: 2

### Hráefni
- 2 skeiðar af vanillu próteindufti
- ½ tsk malaður kanill
- 1 tsk hreint hlynsíróp
- ¼ bolli þurrir hafrar
- 1 ½ bolli möndlumjólk
- 6 ísmolar

### LEIÐBEININGAR
a) Blandið öllu saman í blandara þar til það er alveg slétt.

### NÆRING
Hitaeiningar: 290kcal
Kolvetni: 43g
Prótein: 24g
Fita: 4g
Natríum: 451mg

Trefjar: 6g
Sykur: 15g

# VAKTA SMOOTHIES

# 11. Súkkulaði kaffismoothies

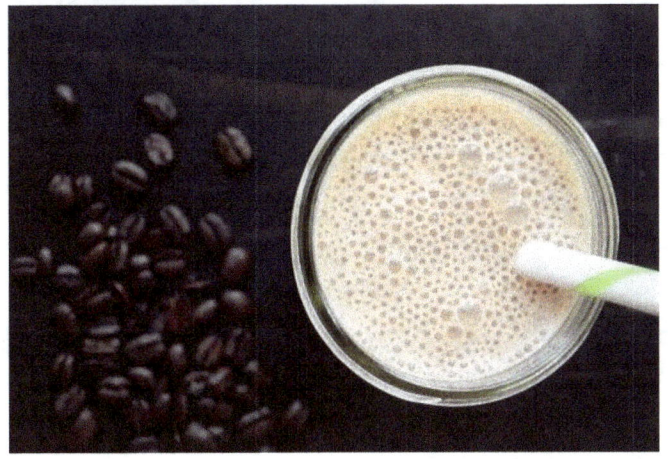

HEILDAR UNDIRBÚNINGSTÍMI: 5 MÍNÚTUR
DÓTTUR: 2

## Hráefni
- 1 bolli af undanrennu
- 3 ísmolar
- 2 skeiðar af súkkulaði mysupróteini
- 1 bolli af vatni
- 1 skeið af skyndikaffi

## LEIÐBEININGAR
a) Blandið öllu hráefninu í 60 sekúndur.

## NÆRING
Hitaeiningar: 258 kcal
Kolvetni: 38 g
Prótein: 11 g
Fita: 9 g
Natríum: 132 mg
Trefjar: 5 g

## 12. Jam prótein líkamsþjálfun Shake

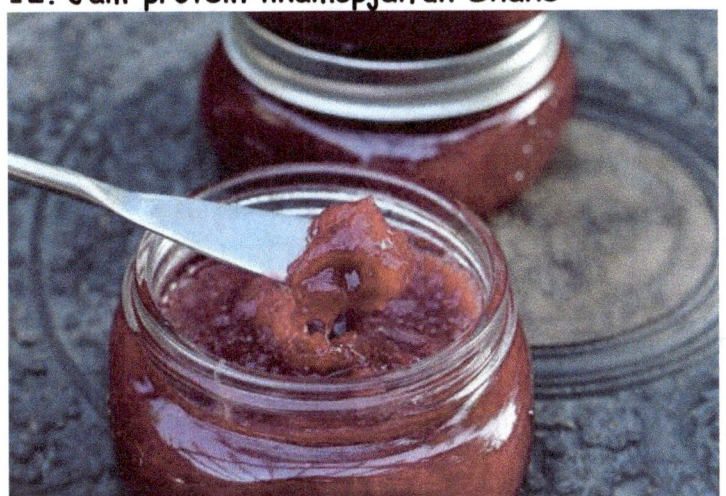

**HEILDAR UNDIRBÚNINGSTÍMI: 5 MÍNÚTUR**
**DÓTTUR: 2**

**Hráefni**
- 1 banani
- 2 matskeiðar jarðarberjasulta
- 1 bolli vanillujógúrt
- 1 matskeið hunang
- 2 skeiðar af vanillu mysupróteini

**LEIÐBEININGAR**
a) Blandið öllu hráefninu í 60 sekúndur.

**NÆRING**
Kaloríur 790
Heildarfita 35g
Heildarkolvetni 106g
Fæðutrefjar 0 g
Sykur 102g
Prótein 17g

## 13. Pina Colada Turmeric Smoothie

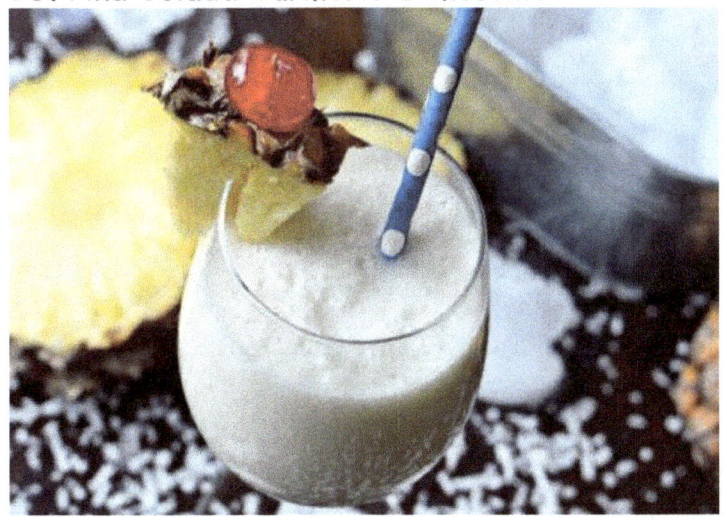

## HEILDAR UNDIRBÚNINGSTÍMI: 5 MÍNÚTUR
## DÓTTUR: 2

### Hráefni
- 3 matskeiðar af vanillu próteindufti
- 1 tsk túrmerik
- 1/3 bolli mulinn ananas
- 1 tsk af kókosþykkni bragðefni
- 1/4 bolli af ósykri kókosmjólk
- Ísmolar og vatn

### LEIÐBEININGAR
a) Blandið öllu hráefninu í 60 sekúndur.
b) Njóttu.

### NÆRING
Kaloríur 310
Fita 3,5 grömm
Mettuð fita 3 grömm
Kolvetni 69 grömm
Matar trefjar 4 grömm
Sykur 64 grömm
Prótein 3 grömm

# 14. og haframjöl rakagefandi Smoothie

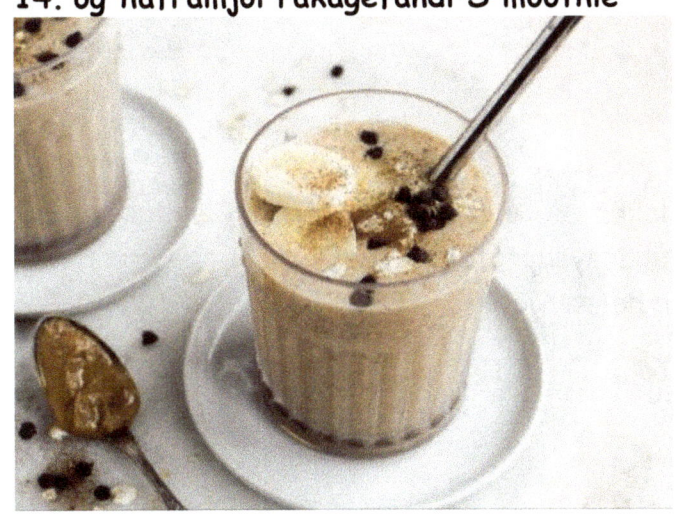

## HEILDAR UNDIRBÚNINGSTÍMI: 5 MÍNÚTUR
## DÓTTUR: 2

### Hráefni
- 1 banani
- 1/2 bolli Bran Flakes
- 2 skeiðar af vanillu mysupróteini
- 1/2 bolli Quaker haframjöl
- 350ml af vatni
- 30 g af dextrósa

### LEIÐBEININGAR
a) Blandið öllu hráefninu í 60 sekúndur.
b) Njóttu.

### NÆRING
Kaloríur 564
Heildarfita 9g
Kolvetni 100g
Trefjar 12g
Sykur 97g
Prótein 39g

# 15. Berja- og rjómahristingur

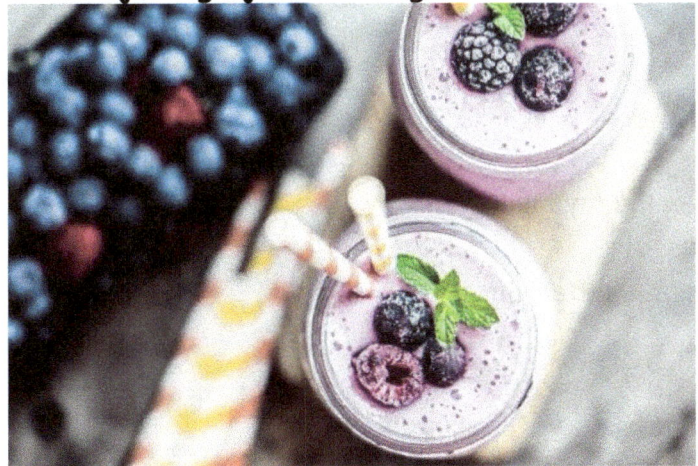

HEILDAR UNDIRBÚNINGSTÍMI: 5 MÍNÚTUR
DÓTTUR: 2

**Hráefni**
- Ísmolar
- 2 skeiðar af vanillu mysupróteini
- 1 dós af ananassafa
- 1 búnt af blönduðum berjum

**LEIÐBEININGAR**
a) Blandið öllu hráefninu í 60 sekúndur.
b) Njóttu.

## 16. Berry Turmeric Smoothie

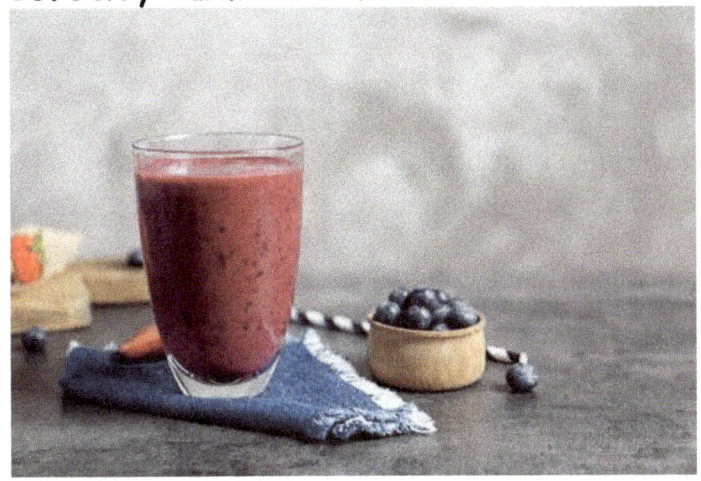

## HEILDAR UNDIRBÚNINGSTÍMI: 5 MÍNÚTUR
## DÓTTUR: 2

### Hráefni
- 2 skeiðar af vanillu mysupróteini
- 1,5 bolli af frosnum berjablöndu
- 1 tsk túrmerikduft
- 4 matskeiðar af fitulausri jógúrt
- 200ml af vatni
- Hlynsíróp eftir smekk

### LEIÐBEININGAR
a) Blandið öllu hráefninu í 60 sekúndur.
b) Njóttu.

### NÆRING
Kaloríur: 151kcal
Kolvetni: 27g
Prótein: 8g
Fita: 2g
Kólesteról: 3mg
Natríum: 124mg
Trefjar: 4g
Sykur: 16g

# 17. Jarðarberjaostakökuhristingur

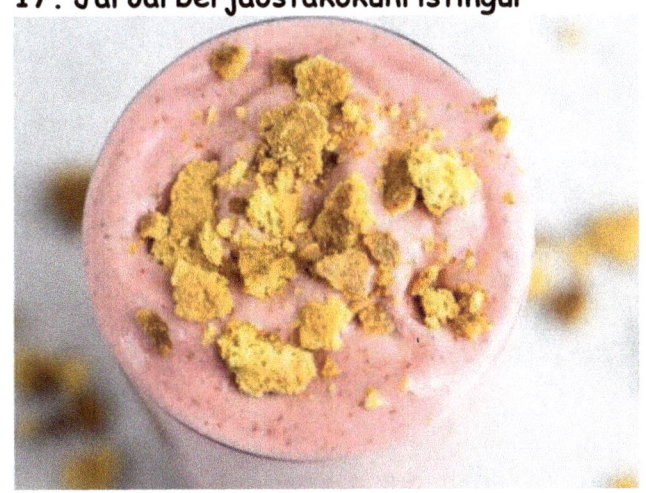

## HEILDAR UNDIRBÚNINGSTÍMI: 5 MÍNÚTUR
## DÓTTUR: 2

**Hráefni**
- 10 aura vatn
- 8 frosin jarðarber
- 4 matskeiðar fituskertur sýrður rjómi
- 2 skeiðar af jarðarberjamysu
- 1 tsk hunang

## LEIÐBEININGAR
a) Blandið öllu hráefninu í 60 sekúndur.
b) Njóttu.

## NÆRING
620 hitaeiningar
45 g heildarfita
10g prótein
43g heildarkolvetni
33 g sykur

## 18. Ferskja og sýrður rjómi próteinsmoothie

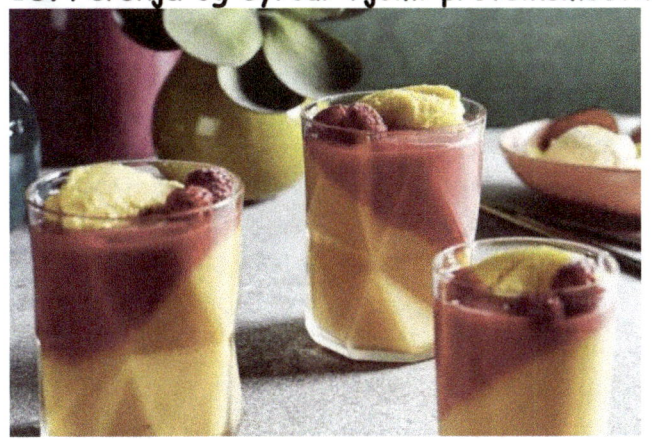

**HEILDAR UNDIRBÚNINGSTÍMI: 5 MÍNÚTUR**
**DÓTTUR: 2**

**Hráefni**
- 10 aura hreint vatn
- 1 þroskuð ferskja
- 2 matskeiðar sýrður rjómi
- 1 tsk hunang
- 2 skeiðar af vanillumysu

**LEIÐBEININGAR**
a) Blandið öllu hráefninu í 60 sekúndur.
b) Njóttu.

**NÆRING**
Hitaeiningar: 131kcal
Kolvetni: 24g
Prótein: 4g
Fita: 3g
Trefjar: 4g
Sykur: 19g

## 19. Bananapróteinhristing eftir æfingu

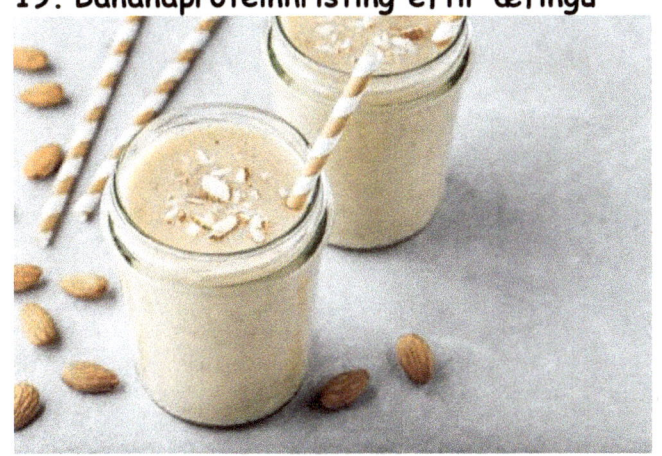

**HEILDAR UNDIRBÚNINGSTÍMI: 5 MÍNÚTUR**
**DÓTTUR: 2**

### Hráefni
- 2 bananar
- 1/2 bolli kotasæla
- Vanillu mysuprótein
- Bolli af mjólk
- Nokkur ís
- 1/2 teskeið af púðursykri

### LEIÐBEININGAR
a) Blandið öllu saman í blandara þar til það er alveg slétt.

### NÆRING
Kaloríur 362
Fita 10,7g
Mettuð fita 0,1g
Kolvetni 32,6g
Trefjar 6g
Sykur 19,2g
Prótein 38,2g

## 20. Smoothie fyrir sítrus, melónu og gulrót

**HEILDAR UNDIRBÚNINGSTÍMI: 5 MÍNÚTUR**
**DÓTTUR: 2**

### Hráefni
- ½ gulrót, afhýdd og skorin í sneiðar
- ½ appelsína, afhýdd og saxuð
- ¼ af cantaloupe melónu, afhýdd og saxað
- 2 matskeiðar mysupróteinduft
- 125ml kasjúhnetumjólk
- 50ml vatn
- Fullt af ís

### LEIÐBEININGAR
a) Blandið öllu hráefninu í 60 sekúndur.
b) Njóttu.

### NÆRING
Kaloríur 150 kcal
Fita 1g
Mettuð fita 1g
Kolvetni 36g
Trefjar 4g
Sykur 29g
Prótein 3g

# HNETTURSAFA OG SMOOTHIES

## 21. Jarðhnetur, Kefir og Myntu Smoothie

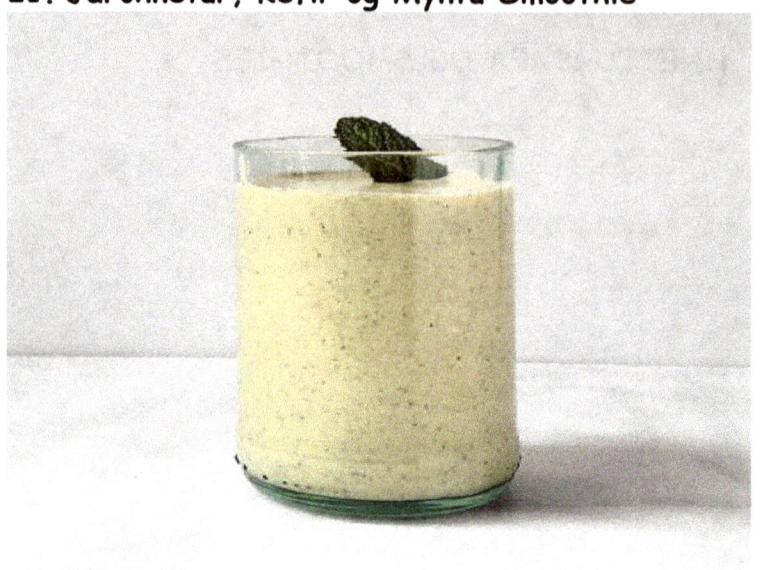

HEILDAR UNDIRBÚNINGSTÍMI: 5 MÍNÚTUR
DÓTTUR: 2

## HRÁEFNI:

- 1/2 bolli hráar hnetur úr skel
- 1 búnt af myntulaufum
- 1 ½ bolli kefir
- 1 matskeið af hráu hunangi
- 6-7 ísmolar

## LEIÐBEININGAR

a) Blandið öllum hráefnunum saman til að mynda þykkt, jafnt deig og bætið vatni út í að æskilegri samkvæmni.

b) Bætið að lokum ísmolum út í og berið fram kalt.

## NÆRING

Kaloríur: 187

Kolvetni: 28,9g

Prótein: 5,4g

Fita: 6,3g

## 22. Fíkju- og valhnetusmoothie

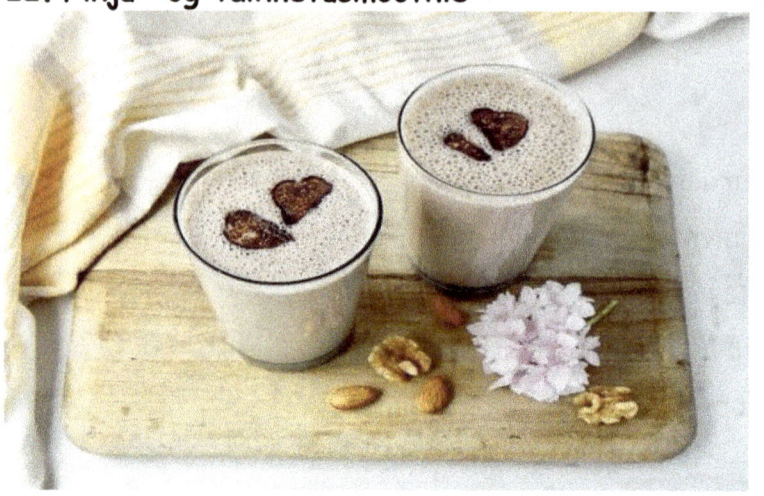

HEILDAR UNDIRBÚNINGSTÍMI: 5 MÍNÚTUR
DÓTTUR: 2

## HRÁEFNI:

- 2 -3 ferskar fíkjur, lagðar í bleyti
- 3 jarðarber
- 6 valhnetur, lagðar í bleyti
- 6-7 ísmolar
- 1 bolli möndlumjólk

## LEIÐBEININGAR

a) Blandið möndlumjólk, jarðarberjum og fíkjum saman og blandið vel saman.

b) Bætið valhnetum síðast í blandarann og blandið vel saman. Bætið við vatni í æskilega samkvæmni.

c) Bætið við smá valhnetuskreytingu áður en borið er fram. Berið fram kælt.

## NÆRING

Kaloríur: 296

Kolvetni: 34g

Prótein: 11g

Fita: 15g

## 23. Grænir ávextir og kasjúhnetur Smoothie

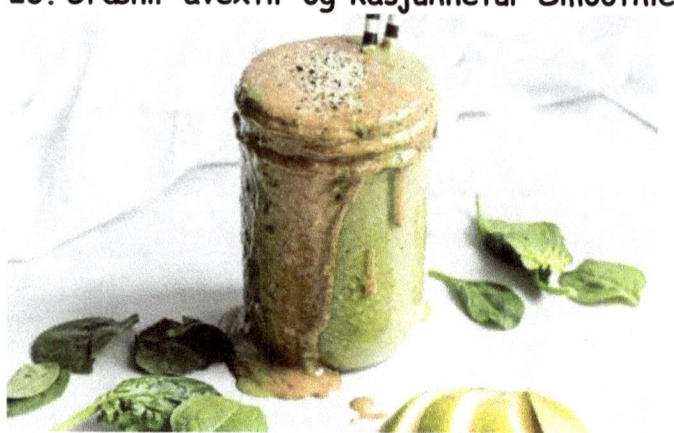

HEILDAR UNDIRBÚNINGSTÍMI: 5 MÍNÚTUR
DÓTTUR: 4

## HRÁEFNI:

- 1 bolli möndlumjólk
- 1/4 bolli sólblómafræ
- 1/4 bolli kasjúhnetur
- 2 matskeiðar hnetusmjör að eigin vali
- 3 bollar spínat
- 1/2 bolli bláber
- ½ bolli af vatni
- 1 frosinn banani
- 4-5 ísmolar

## LEIÐBEININGAR :

a) Blandið kasjúhnetum, sólblómafræjum og hnetusmjöri saman við smá möndlumjólk.

b) Bætið restinni af hráefninu út í.

## NÆRING

Kaloríur : 293

Kolvetni ohydrate : 25g

Fita : 10g

Prótein : 25g

## 24. Möndlu- og bananasmoothie

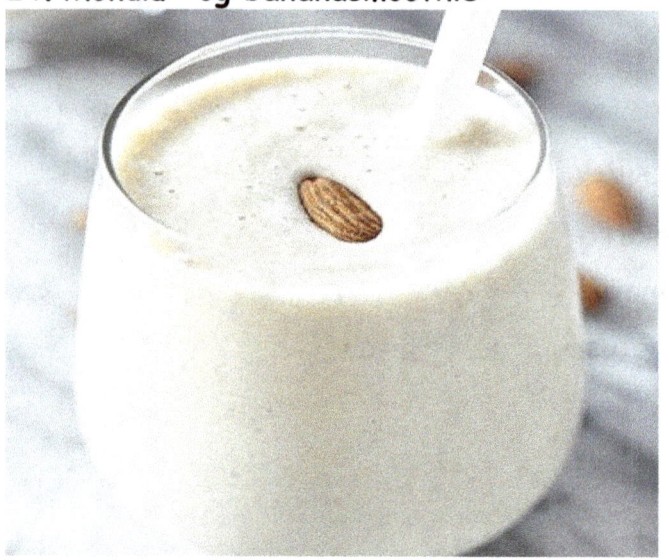

HEILDAR UNDIRBÚNINGSTÍMI: 5 MÍNÚTUR
DÓTTUR: 2

## HRÁEFNI:

- 1 frosinn banani
- 1 bolli saxaður ferskur ananas
- 1 bolli af möndlumjólk
- 6 lauf fersk myntulauf
- 6-7 ísmolar

## LEIÐBEININGAR

a) Blandið banana, ananas og myntublöðum saman við ísmola og bætið við vatni ef þarf.

b) Skreytið með sneiðum möndlum rétt áður en borið er fram.

## NÆRING

Kaloríur 154,6

Heildarfita 7,7 g

Kolvetni 21,3 g

Prótein 3,2 g

## 25. Möndlu- og trönuberjasmoothie

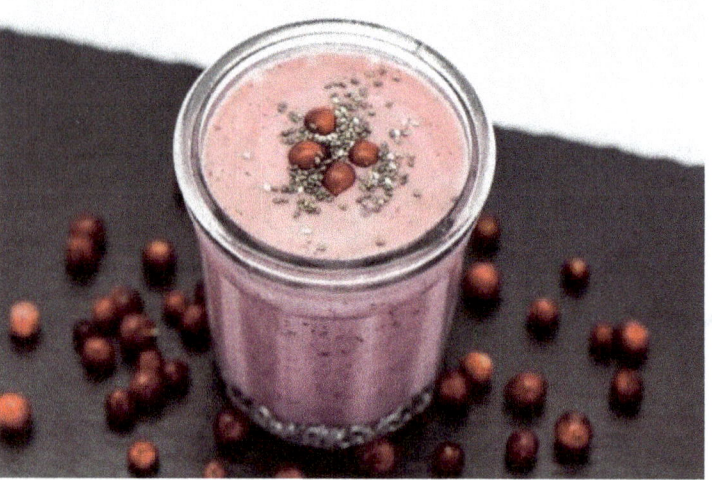

HEILDAR UNDIRBÚNINGSTÍMI: 5 MÍNÚTUR
DÓTTUR: 2

## HRÁEFNI:

- 1-1½ bollar vatn
- ½ bolli möndlur, lagðar í bleyti
- 2 apríkósur, lagðar í bleyti
- ¼ bolli trönuber

## LEIÐBEININGAR :

a) Blandið 200 ml af vatni saman við möndlur til að búa til mjólk.
b) Sigtið í blandara.
c) Bætið við apríkósum og kirsuberjum og maukið.

## NÆRING

Kaloríur 140,2
Heildarfita 0,6 g
Kolvetni 29,9 g
Prótein 4,4 g

## 26. Möndlur og Cappuccino Smoothie

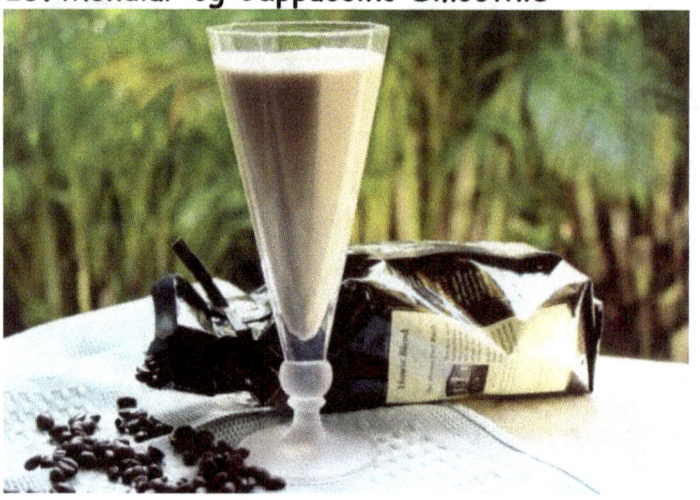

HEILDAR UNDIRBÚNINGSTÍMI: 5 MÍNÚTUR
DÓTTUR: 6

## HRÁEFNI:
- 3 Medjool döðlur
- 1 banani, skorinn í hæfilega stóra bita
- 1 tsk hreint vanilluþykkni
- 2 matskeiðar af hampi fræjum
- 8 möndlur
- 1 tsk instant espresso duft
- 1/2 tsk kanill
- 1 ½ bolli möndlumjólk

## LEIÐBEININGAR :
a) Setjið allt hráefnið í blandara og vinnið þar til slétt og rjómakennt.

## NÆRING
Kaloríur 1340
Fita 39g
Kolvetni 245g
Prótein 4g

## 27. Hnetukenndur sítrónu- og spínatsmoothie

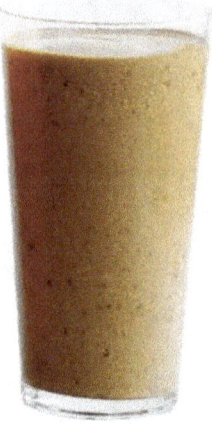

HEILDAR UNDIRBÚNINGSTÍMI: 5 MÍNÚTUR
DÓTTUR: 2

## HRÁEFNI:

- 1 bolli af kasjúhnetum
- Búnt af spínatlaufum
- ½ sítrónusafi
- 1 ½ bolli af vatni
- ¼ bolli hlynsíróp

## LEIÐBEININGAR

a) Blandið kasjúhnetunum fyrst saman og í grófan massa

b) Blandið að lokum restinni af hráefnunum saman til að fá jafna áferð og bætið við vatni ef þarf.

## NÆRING

Hitaeiningar: 692

Kolvetni: 85g

Prótein: 28g

Fita: 44g

## 28. Jarðarber og makadamíuhneta s

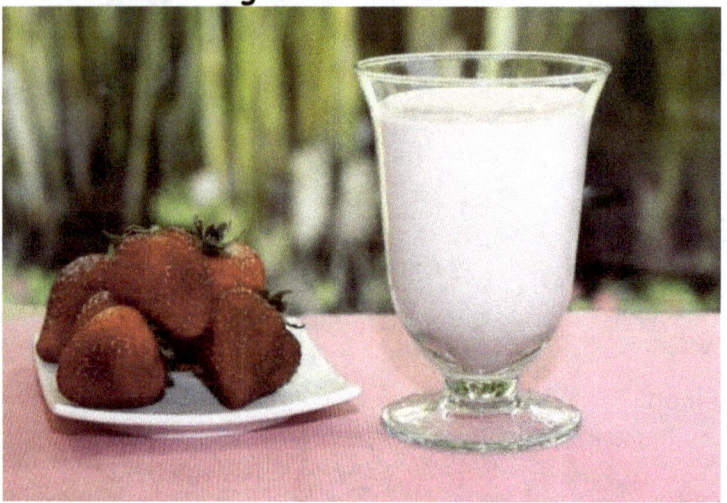

HEILDAR UNDIRBÚNINGSTÍMI: 5 MÍNÚTUR
DÓTTUR: 1

## HRÁEFNI:
- 1 bolli jarðarber
- 3 matskeiðar macadamíahnetur, lagðar í bleyti
- 4 döðlur með rifnum
- 1/4 bolli gamaldags hafrar
- 1/4 tsk hreint vanilluþykkni
- 1 bolli ískalt vatn
- 3 til 4 ísmola

## LEIÐBEININGAR :
a) Blandið öllu hráefninu saman í blandara og vinnið þar til rjómakennt.

## NÆRING
Sykur: 3g
Trefjar: 4g
Kaloríur: 327kcal
Mettuð fita: 5g
Fita: 33g
Prótein: 3g
Kolvetni: 7g

## 29. Kirsuber, vanillu og makadamía

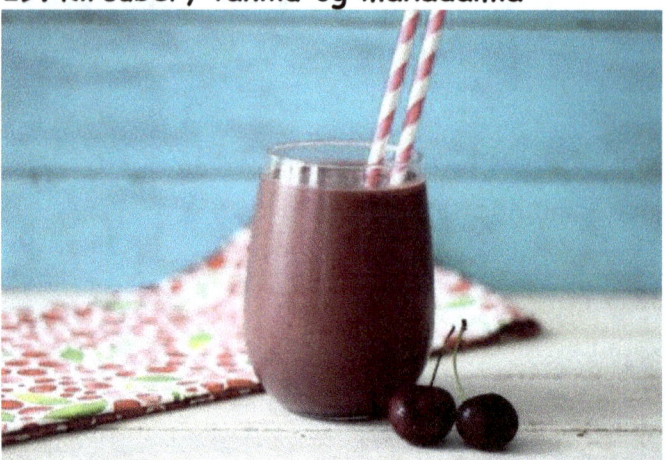

HEILDAR UNDIRBÚNINGSTÍMI: 5 MÍNÚTUR
DÓTTUR: 2

## HRÁEFNI:
- 1/4 bolli þurrkuð goji ber
- 1 bolli frosin rifin kirsuber
- 1/4 bolli hráar macadamíahnetur
- 1/2 banani, skorinn í bita
- 1 tsk hreint vanilluþykkni
- 1 bolli vatn og 8 ísmolar

## LEIÐBEININGAR :
a) Setjið allt hráefnið nema ísinn í blandara og vinnið þar til það er slétt og rjómakennt.
b) Bætið ísnum út í og vinnið aftur. Drekkið ískalt.

## NÆRING
298 hitaeiningar
20g Fita
17g kolvetni
27g prótein

## 30. Engifer, kasjúhnetur og villt bláber

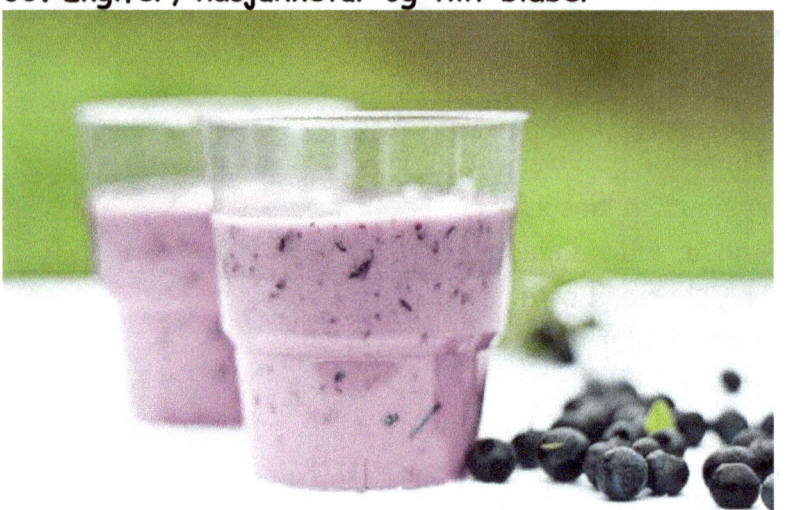

HEILDAR UNDIRBÚNINGSTÍMI: 5 MÍNÚTUR
DÓTTUR: 2

## HRÁEFNI:
- 1 bolli frosin villibláber
- 1/4 bolli hráar kasjúhnetur
- 1 matskeið ferskur sítrónusafi
- 1/2 tsk hreint vanilluþykkni
- 1 msk nýrifin engiferrót
- 6 döðlur með gryfju
- 1 banani, skorinn í teninga
- 1 bolli kalt vatn
- 5 til 6 ísmolar

## LEIÐBEININGAR :
a) Setjið allt í blandara og vinnið þar til það er slétt.

## NÆRING
Kaloríur: 298
Sykur: 15g
Natríum: 161 mg
Fita: 12g
Mettuð fita: 1g
Kolvetni: 35g
Trefjar: 11g
Prótein: 15g

# Ávaxtasafi og SMOOTHIES

Smoothies og djús er hægt að gera með hvaða ávöxtum sem er, allt frá venjulegum jarðarberjum til óvenjulega notalegrar hunangsmelónu. Hér eru bestu ávaxtasafa og smoothie uppskriftirnar sem eru bæði einfaldar og hollustu!

# 31. Berry Green Smoothie

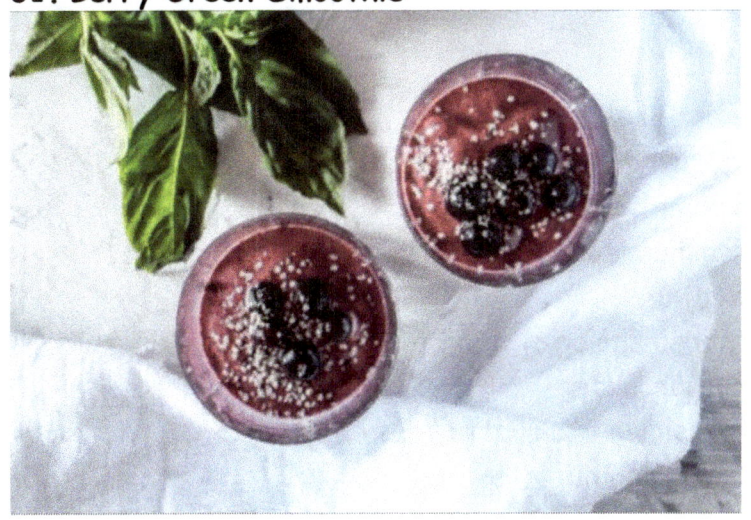

**HEILDAR UNDIRBÚNINGSTÍMI: 5 MÍNÚTUR**
**DÓTTUR: 2**

**HRÁEFNI:**
- 1 bolli frosið mangó
- 3 knippi af spínati
- 1 búnt af frosnum eða ferskum frælausum vínberjum
- 2 bollar af vatni
- 1 epli, kjarnhreinsað og skorið í fjórða
- 1 bolli frosin jarðarber
- $\frac{1}{4}$ bolli af hlynsírópi eða njóttu þess án
- 2 matskeiðar malað hörfræ

**LEIÐBEININGAR :**
a) Blandið öllu saman þar til það er rjómakennt.

**NÆRING**
Kaloríur 59
Fita 2,6g
Kolvetni 52g
Prótein 12g

## 32. Ananas berjasmoothie

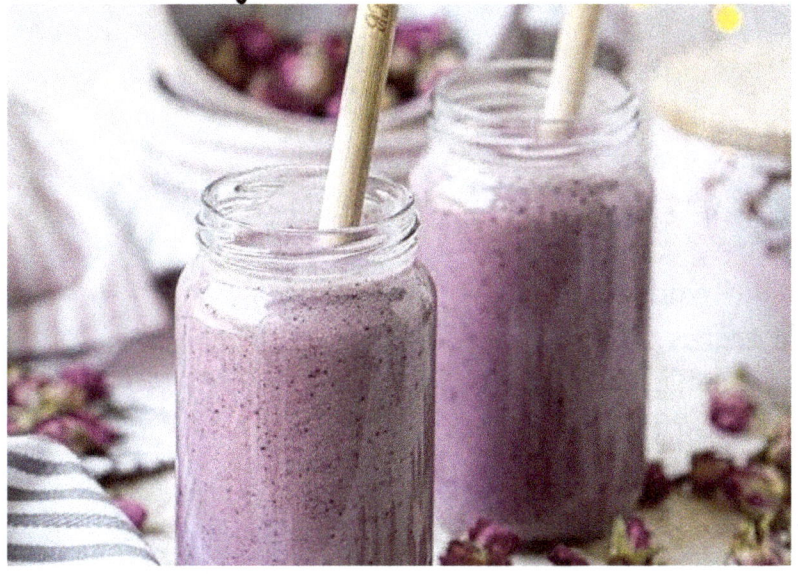

## HEILDAR UNDIRBÚNINGSTÍMI: 5 MÍNÚTUR
## DÓTTUR: 2

### HRÁEFNI:
- 1½ bolli frosið mangó
- 2 knippi af vorblönduðu grænmeti
- 2 knippi af spínati
- 1 banani, afhýddur
- 1 ½ bolli ananas
- 1 bolli frosin blönduð ber
- ¼ bolli af hlynsírópi eða njóttu þess án
- 2 bollar af vatni
- 2 matskeiðar malað hörfræ

### LEIÐBEININGAR :
a) Blandið öllu saman þar til blandan er orðin græn safalík.

### NÆRING
Kaloríur 126
Heildarfita 0,6g
Kolvetni 31g
Prótein 1,3g

## 33. Frískandi grænn Smoothie

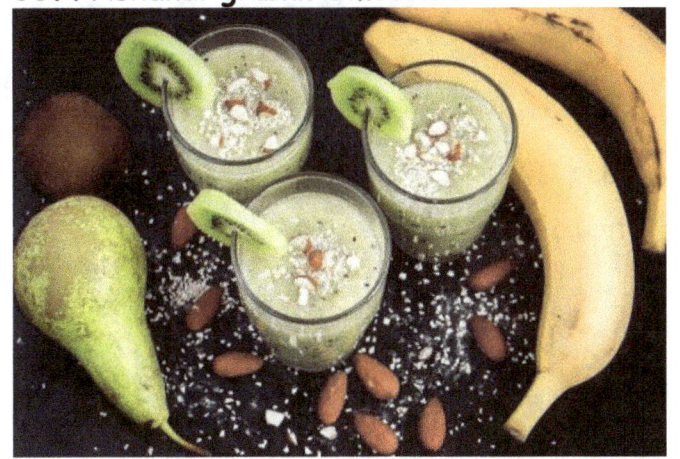

HEILDAR UNDIRBÚNINGSTÍMI: 5 MÍNÚTUR
DÓTTUR: 2

## HRÁEFNI:

- 1 bolli ananas, saxaður
- 1 frosinn banani, stappaður
- 1 mangó, sneið
- ½ bolli vatn
- Fullt af barnaspínati

## LEIÐBEININGAR :

a) Blandið öllu hráefninu saman.

b) Bætið við auka vatni og ís ef þarf.

## NÆRING

Hitaeiningar: 126,7

Kolvetni: 27,1g

Prótein: 11,6g

## 34. Græn kókosberjasmoothie

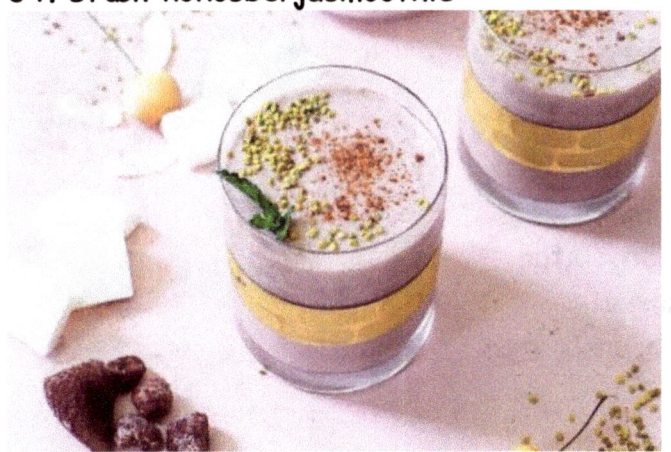

**HEILDAR UNDIRBÚNINGSTÍMI:** 5 mínútur
**DÓTTUR:** 2

**Hráefni:**
- 1 bolli ferskir ananasbitar
- 1 bolli frosin bláber
- 1 bolli frosnir mangóbitar
- 1/2 bolli af kókosvatni
- 1/4 tsk fiðrildabaunaprótein

**LEIÐBEININGAR:**
a) Bætið öllu hráefninu saman við og blandið vel saman.
b) Skreytið með chia og rifnum kókoshnetu.

**NÆRING**

Kaloríur 113

Prótein 12,4g

Kolvetni 24,9g

Fita 11,3g

## 35. Banana og Goji Berry Smoothie

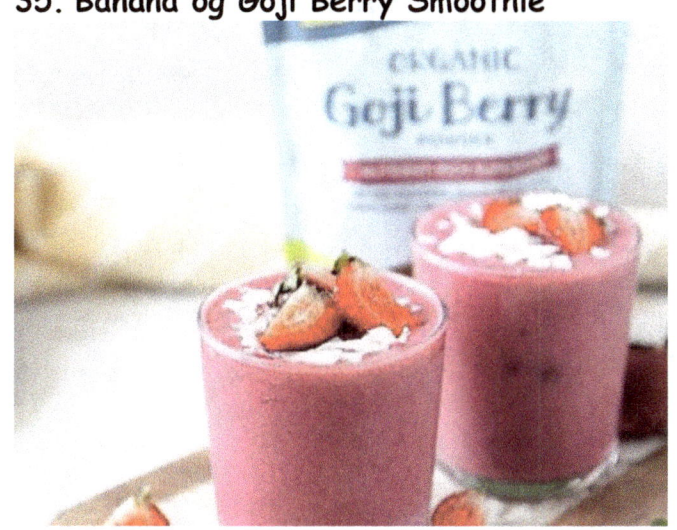

**HEILDAR UNDIRBÚNINGSTÍMI: 5 MÍNÚTUR**
**DÓTTUR: 2**

### Hráefni:
- 2 bollar jarðarber
- 1 þroskaður banani
- ¼ bolli goji ber
- 1 bolli blönduð frosin ber
- 1 tommu hnúður af engiferrót
- 1/4 bolli af kókosvatni

### LEIÐBEININGAR :

a) Bætið öllu hráefninu í blandarann.

b) Skreytið með rifnum kókoshnetu og jarðarberjum.

### NÆRING

Kaloríur 94

Prótein 12g

Kolvetni 65,8g

Fita 4,5g

## 36. Sítrus og eplasafa

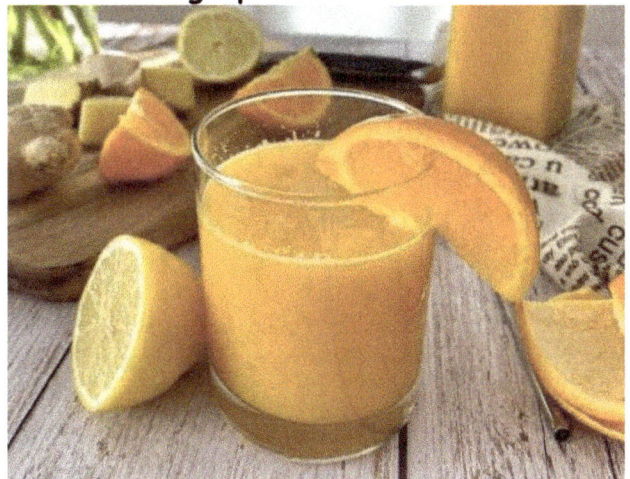

## HEILDAR UNDIRBÚNINGSTÍMI: 5 MÍNÚTUR
## DÓTTUR: 2

**Hráefni**
- 2 appelsínur, skornar í fjórar
- 1/4 sítrónu
- 1 epli, skorið í áttundu
- 1/2" ferskt engifer

**LEIÐBEININGAR :**

a)  Safa allt hráefnið.

**NÆRING**
164 hitaeiningar
Prótein 2,7g
Kolvetni 44,4g
Fita 0,3g
Natríum 11,9mg

## 37. Epli og rófa afeitrunarblanda

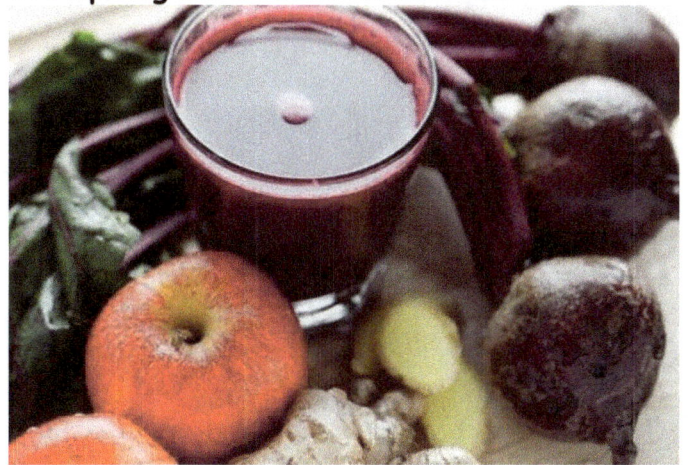

## HEILDAR UNDIRBÚNINGSTÍMI: 5 MÍNÚTUR
## DÓTTUR: 4

### HRÁEFNI:
- ½ sítróna
- 1 stykki af fersku engifer
- 2 epli
- 3 rófur
- 6 gulrætur

### LEIÐBEININGAR :
a) Afhýðið sítrónu, engifer, eplum, rauðrófum og gulrótum.
b) Skerið allt hráefnið í bita sem passa í fóðurrennuna á safapressunni þinni.
c) Settu ávaxta- og grænmetisbitana í safapressuna þína.

### NÆRING
155 hitaeiningar
0,7 g fita
0g mettuð fita
42mg natríum
51,2g kolvetni
9,1g trefjar
38,8 g sykur
1,7 g prótein

## 38. Granatepli og sítrónublanda

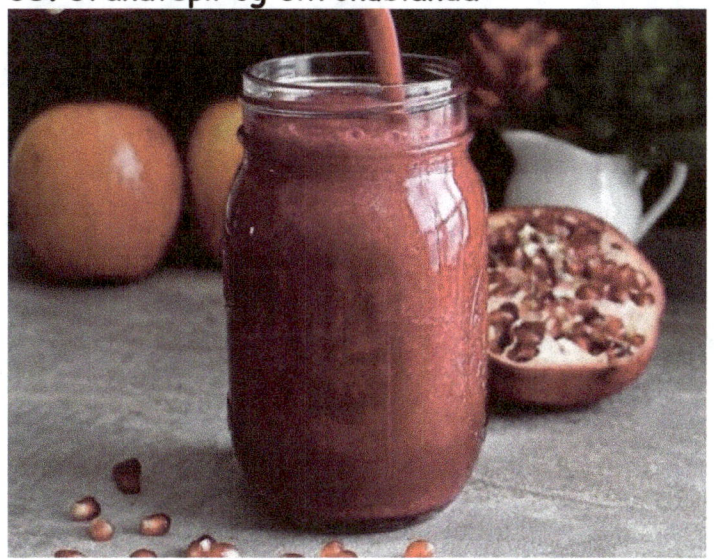

## HEILDAR UNDIRBÚNINGSTÍMI: 5 MÍNÚTUR
## DÓTTUR: 1

### HRÁEFNI:
- 4 granatepli, afhýdd
- 1/2 sítróna, afhýdd
- 2 matskeiðar hrátt hunang

### LEIÐBEININGAR :
a) Vinnið afhýdd granatepli í gegnum rafræna safapressu.
b) Bætið sítrónunni út í.
c) Bætið hunanginu við safa sem myndast.
d) Þeytið safann þar til hunangið er alveg uppleyst og njótið.

### NÆRING
Hitaeiningar: 78kcal
Kolvetni: 20g
Prótein: 1g
Fita: 1g
Mettuð fita: 1g
Natríum: 16mg
Trefjar: 1g
Sykur: 16g

## 39. Frískandi sveskjur og sítrónusafi

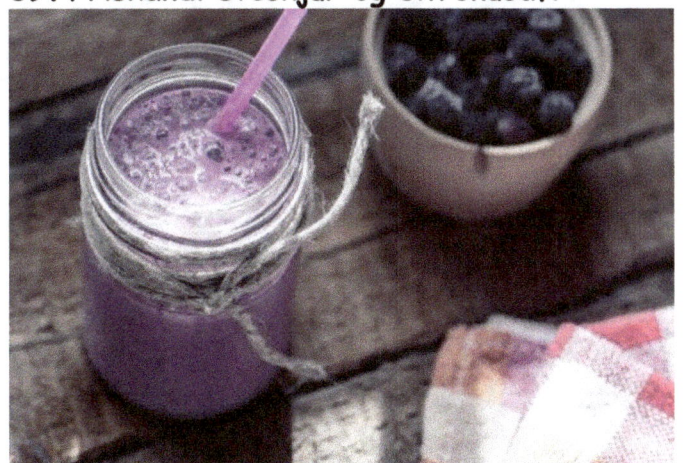

HEILDAR UNDIRBÚNINGSTÍMI: 5 MÍNÚTUR
DÓTTUR: 1

**Hráefni**
- 2 bollar vatn
- 1 tsk sítrónusafi
- 5 sveskjur
- 2 tsk sykur
- fáir ís teninga

**LEIÐBEININGAR :**
a) Blandið sveskjunum og vatni saman og setjið til hliðar í 15-20 mínútur.
b) Bætið sykrinum út í og blandið þar til slétt.
c) Dragðu safann alveg út með því að þrýsta með skeið.
d) Að lokum er sítrónusafa bætt út í.

**NÆRING**
Hitaeiningar: 165
Prótein: 2 grömm
Fita: 0 grömm
Kolvetni: 44 grömm
Trefjar: 4 grömm
Natríum: 15 milligrömm
Sykur: 26 grömm.

## 40. Heilbrigð rauð vínber og granatepli blanda

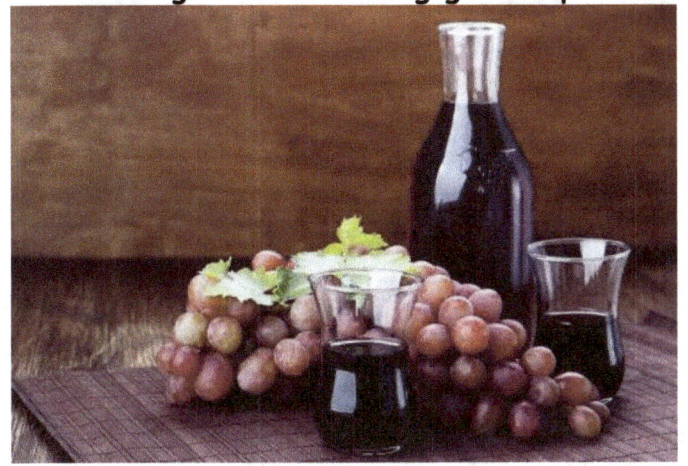

HEILDAR UNDIRBÚNINGSTÍMI: 5 MÍNÚTUR
DÓTTUR: 6

### Hráefni
- ¼ bolli sykur
- 2 pund af rauðum vínberjum
- 2 granatepli, afhýdd
- 2 bollar Vatn

### LEIÐBEININGAR :
e) Vinnið afhýdd granatepli í gegnum rafræna safapressu.
a) Fylltu blandarann með vínberjum og bætið síðan vatni, sykri og granateplasafa út í.
b) Berið fram kælt.

### NÆRING
Hitaeiningar: 180
Fita: 1g
Transfita: 0g
Natríum: 270mg
Kolvetni: 42g
Trefjar: 5g
Sykur: 33g
Prótein: 4g

# GRÆNTSAFUR OG SMOOTHIES

## 41. Spinat, ananas og grønt te

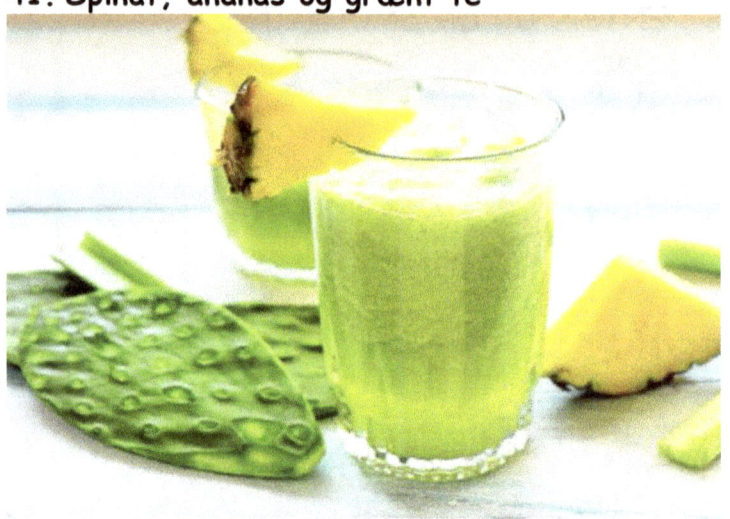

HEILDAR UNDIRBÚNINGSTÍMI: 5 MÍNÚTUR
DÓTTUR: 2

**Hráefni**
- ½ greipaldin
- 2 matskeiðar fersk mynta
- 1 sellerístilkur, saxaður
- 1 bolli spínat, saxað
- ½ bolli bruggað grænt te
- 1 bolli ananas, saxaður
- ¼ avókadó, saxað

**LEIÐBEININGAR :**
a) Blandaðu spínati, myntu og sellerí saman við græna teið.
b) Blandið vel saman.
c) Bætið restinni við hráefninu.
d) Blandið aftur og berið fram.

**NÆRING**
Hitaeiningar: 71
Kolvetni: 24g
Prótein: 1g
Fita: 2g

## 42. Smoothie úr gúrku, sellerí og spínati

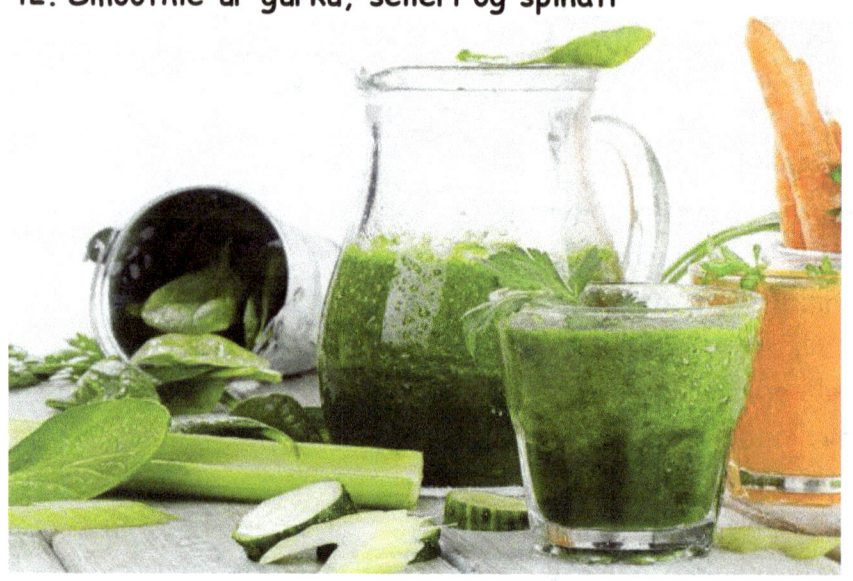

HEILDAR UNDIRBÚNINGSTÍMI: 5 MÍNÚTUR
DÓTTUR: 2

## HRÁEFNI:

- ½ agúrka
- 2 sellerístangir
- búnt af spínati
- 1 epli
- ½ sítróna
- 1 tommu engifer

## LEIÐBEININGAR :

a) Blandið öllu hráefninu saman til að sameina þau.
b) Njóttu.

## NÆRING

Hitaeiningar: 112
Kolvetni: 22g
Prótein: 3g
Fita: 3g

## 43. Spínat, pera og fíkjur

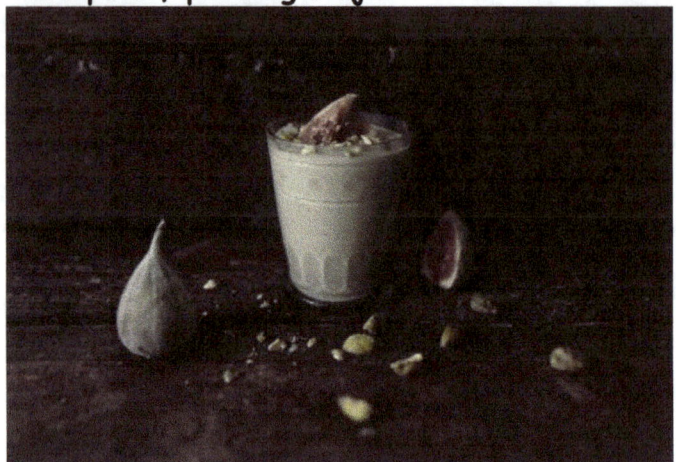

HEILDAR UNDIRBÚNINGSTÍMI: 5 MÍNÚTUR
DÓTTUR: 2

## HRÁEFNI:
- 2,5 aura af barnaspínati
- 2 bollar vatn
- 1 pera
- 2 fíkjur, liggja í bleyti í vatni eða 3 ferskar fíkjur

## LEIÐBEININGAR :
a) Maukið spínatið með $1\frac{1}{2}$ bolla af vatni. Skerið peruna, bætið henni saman við fíkjurnar og maukið aftur.
b) Bættu við meira vatni til að finna rétta samkvæmni fyrir Smoothie þinn.

## NÆRING
Kaloríur: 280
Fita: 9g
Kolvetni: 52g
Trefjar: 12g
Prótein: 5g

## 44. Tómatar og Tabasco rauður safi

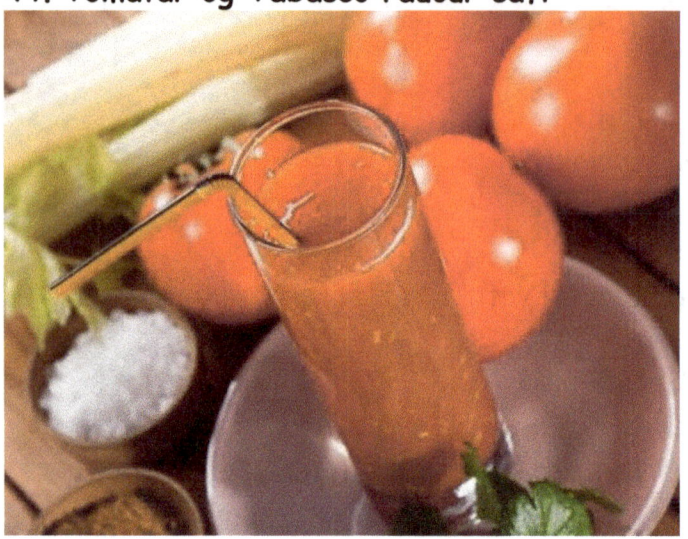

# HEILDAR UNDIRBÚNINGSTÍMI: 5 MÍNÚTUR
# DÓTTUR: 2

## Hráefni
- 3 pund þroskaðir tómatar, kjarnhreinsaðir, saxaðir
- 1/3 bolli saxaður laukur
- 2 matskeiðar sykur
- 1 1/4 bollar saxað sellerí með laufum
- 1 tsk salt
- Klípa svartan pipar
- 8 dropar af Tabasco sósu

## LEIÐBEININGAR :
a) Látið allt hráefni sjóða og eldið í um 20 mínútur.
b) Þrýstu blöndunni í gegnum sigti.
c) Berið fram kælt.


## NÆRING
Kaloríur 50
Fita 1g
Mettuð fita 1g
Natríum 18mg
Kolvetni 12g
Trefjar 1g
Sykur 11g
Prótein 1g

## 45. Cruciferous grænmeti og mynta

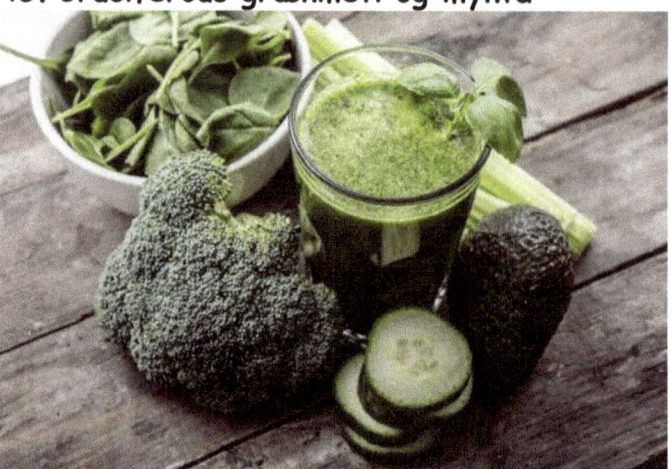

HEILDAR UNDIRBÚNINGSTÍMI: 5 MÍNÚTUR
DÓTTUR: 2

**Hráefni**
- 2 matskeiðar myntublöð
- 1 sítrónu
- 1 bolli spínat
- 3 stilkar sellerí
- ½ gúrka
- 1 bolli grænkál
- 1 bolli Spergilkál
- ½ Rautt epli
- 1 tommu stykki ferskt engifer, skrælt

**LEIÐBEININGAR :**
a) Þvoið og saxið allt hráefni.
b) Keyrðu í gegnum safapressu.

**NÆRING**
Kaloríur 141
Fita 10,8g
Mettuð fita 1,6g
Natríum 112,6mg
Kolvetni 8,6g
Trefjar 3,8g
Sykur 1,6g
Prótein 4g

## 46. Epli, fennel og sellerí blanda

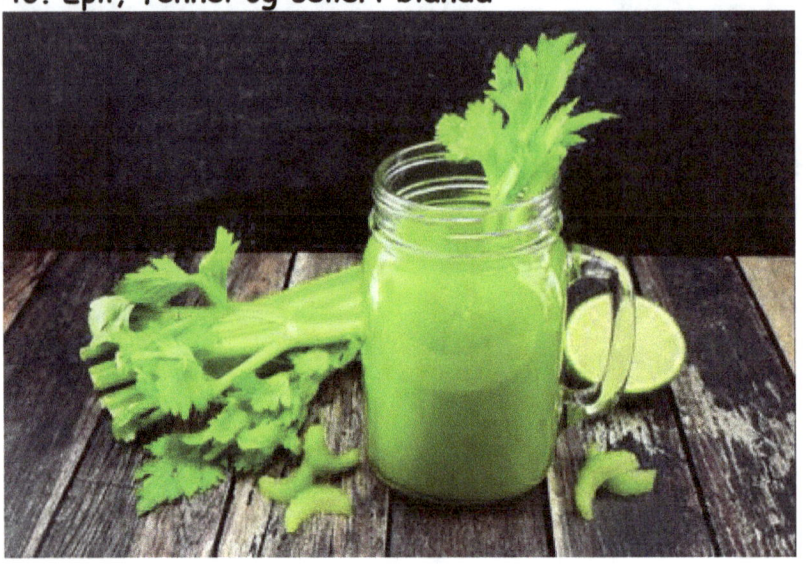

HEILDAR UNDIRBÚNINGSTÍMI: 5 MÍNÚTUR
DÓTTUR: 2

## HRÁEFNI:

- 2 stilkar af sellerí
- 1 búnt af myntu
- 1 fennelhaus
- 1 búnt steinselja
- ½ grænt epli
- 2 safi af sítrónum

## LEIÐBEININGAR :

a) Blandið öllu hráefninu saman og bætið við vatni ef þarf.

## NÆRING

Kaloríur: 140

Prótein: 5g

Kolvetni: 18g

Fita: 4g

## 47. Smoothie úr gúrku, sellerí og grænkáli

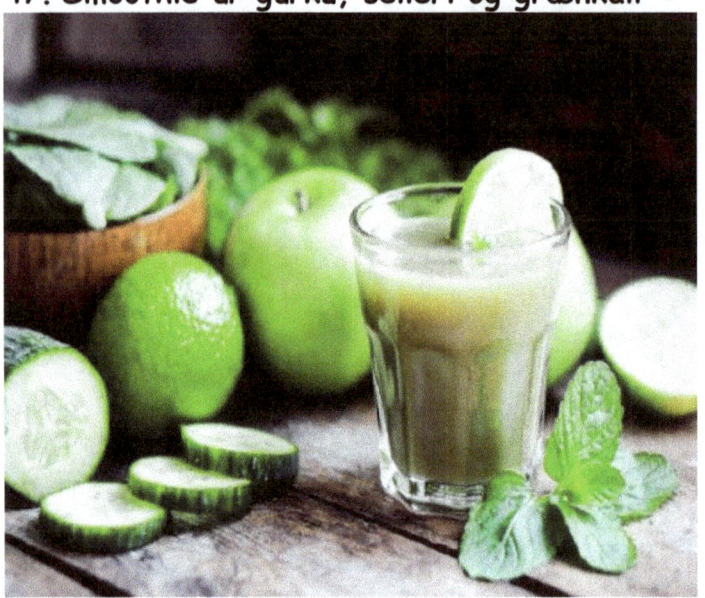

HEILDAR UNDIRBÚNINGSTÍMI: 5 MÍNÚTUR
DÓTTUR: 2

## HRÁEFNI:

- 1 agúrka
- 3 sellerístangir
- Fullt af ferskri myntu
- 2 grænkálsblöð
- ¼ bolli af hlynsírópi eða njóttu þess án
- 1 safi af lime eða sítrónu

## LEIÐBEININGAR :

a) Blandið öllum hráefnunum saman í æskilega samkvæmni.

## NÆRING

Kaloríur: 254

Heildarfita: 3 g

Heildarkolvetni: 54 g

Trefjar: 3 g

Prótein: 6 g

## 48. Snow Pea Prótein Smoothie

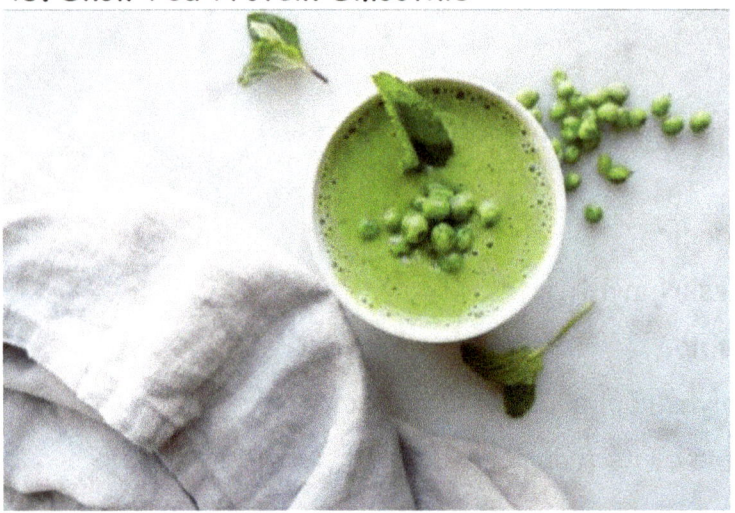

HEILDAR UNDIRBÚNINGSTÍMI: 5 MÍNÚTUR
DÓTTUR: 2

## HRÁEFNI:

- 1 bolli jógúrt
- búnt af spínati
- ½ bolli vatn
- ½ bolli ferskar snjóbaunir
- 6 myntublöð
- 2 matskeiðar af próteindufti
- 5 ísmolar

## LEIÐBEININGAR

a) Blandið öllu hráefninu þar til það er slétt.
b) Bætið við ís til að kæla
c) Notaðu nokkur myntulauf til að skreyta við framreiðslu. Berið fram kælt.

## NÆRING

27 hitaeiningar

Fita: 0,1 g

Kolvetni: 4,8 g

Prótein: 1,8 g

## 49. Salat- og grænbaunavél

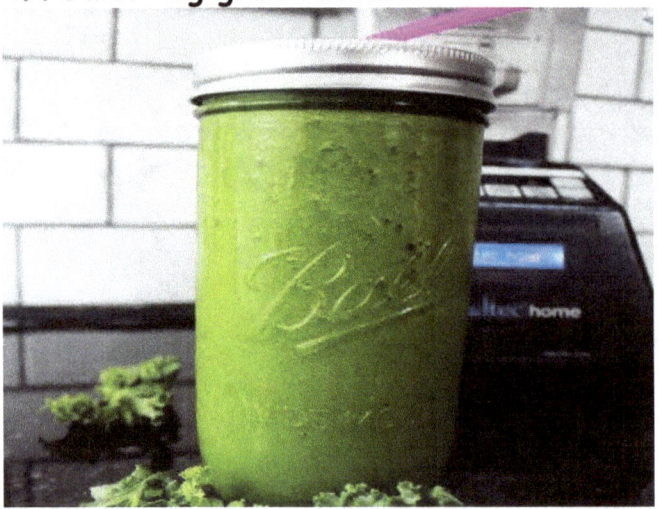

HEILDAR UNDIRBÚNINGSTÍMI: 5 MÍNÚTUR
DÓTTUR: 1

### Hráefni
- 5 blöð af romaine salati
- 2 bollar ferskar grænar baunir
- 1 agúrka
- 1 sítróna skorin í fernt, afhýdd

### LEIÐBEININGAR :
a) Vinnið hráefnin í gegnum rafræna safapressu.

### NÆRING
Kaloríur 195,2
Heildarfita 13,9 g
Mettuð fita 1,9 g
Heildarkolvetni 17,7 g
Fæðutrefjar 6,2 g
Sykur 1,5 g
Prótein 3,6 g

## 50. Jerúsalem ætiþistli og kóríander kokteill

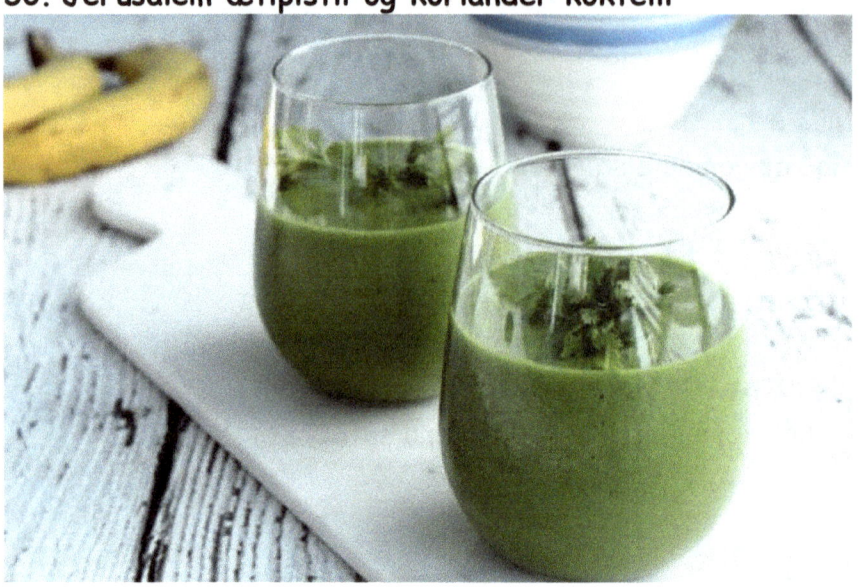

HEILDAR UNDIRBÚNINGSTÍMI: 5 MÍNÚTUR
DÓTTUR: 1

## HRÁEFNI:
- 4 radísur, með hala og snyrtar
- 4 Jerúsalem ætiþistlar
- 1 búnt af fersku kóríander, um það bil 1 bolli
- 3 gulrætur, snyrtar

## LEIÐBEININGAR :
a) Vinndu Jerúsalem ætiþistlana, einn í einu, í gegnum rafræna safapressuna þína.
b) Rúllaðu kóríander í kúlu til að þjappa saman og bæta við.
c) Bætið radísum og gulrótum út í.
d) Blandið safanum vandlega saman og berið fram yfir ís að vild.

## NÆRING
Kaloríur: 64
Fita: 0,4g
Natríum: 72mg
Kolvetni: 14g
Trefjar: 7g
Sykur: 1,2g
Prótein: 3,5g

# SÆTUR OG SÚRUR SAFA OG SMOOTHIES

# 51. Jarðarberja-, hörfræ- og eplasmoothie

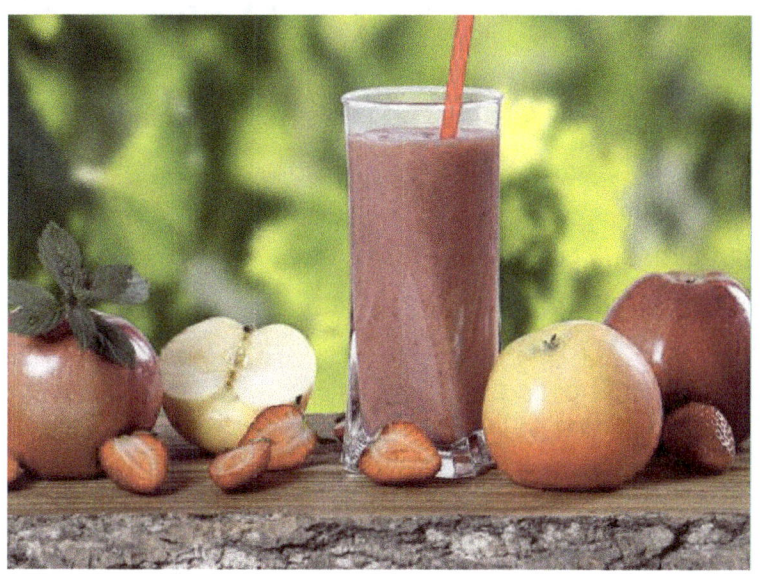

**HEILDAR UNDIRBÚNINGSTÍMI: 5 MÍNÚTUR**
**DÓTTUR: 2**

**HRÁEFNI:**
- 3 knippi af vorblönduðu grænmeti
- 2 bollar af vatni
- 1 banani, afhýddur
- 2 epli, kjarnhreinsuð og skorin í fjórða
- 1 ½ bolli frosin jarðarber
- ¼ bolli hlynsíróp eða njóttu þess án
- 2 matskeiðar malað hörfræ

**LEIÐBEININGAR :**
a) Setjið hráefni í blandara þar til það er rjómakennt.

**NÆRING**
Hitaeiningar: 101
Kolvetni: 14,7g
Prótein: 4,2g
Fita: 2,6g

## 52. Heitur jalapeño og rófusafi

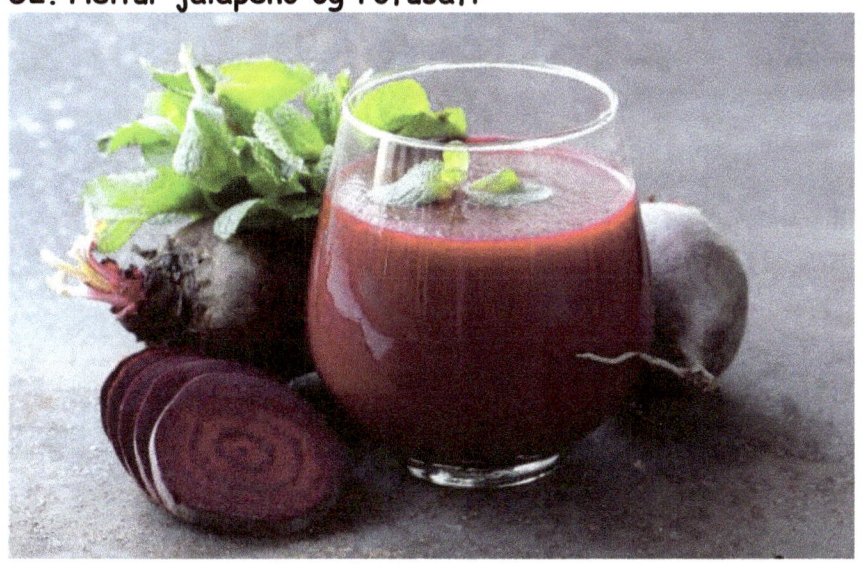

## HEILDAR UNDIRBÚNINGSTÍMI: 5 MÍNÚTUR
## DÓTTUR: 1

**Hráefni**
- 2 bollar spínat, saxað
- 5 gulrætur, skrældar og saxaðar
- ½ lime, afhýdd
- 1 jalapenó
- 1 rauðrófa, afhýdd og saxuð
- 1 stykki af engifer, rifið
- 2 sellerístilkar, saxaðir

**LEIÐBEININGAR :**

a) Settu ávaxta- og grænmetisbitana í safapressuna þína. Þrýstið safapressunni niður þar til ferskur safi byrjar að flæða.

**NÆRING**
105 hitaeiningar
25g kolvetni
0g fita
2g prótein

## 53. Súrkirsuberja- og basilíkusafi

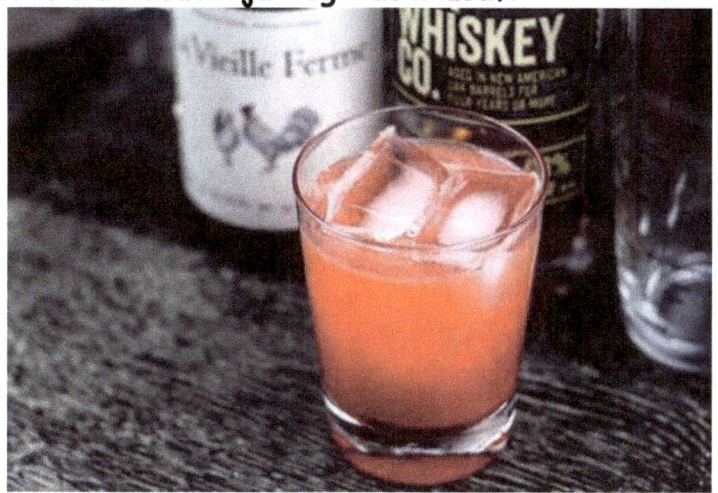

HEILDAR UNDIRBÚNINGSTÍMI: 5 MÍNÚTUR
DÓTTUR: 1

### Hráefni
- ½ dropi af basil ilmkjarnaolíu
- 1 bolli af grænkálslaufum, skorið í teninga
- 1 bolli ananas, sneiddur
- 1 lime, afhýdd
- 2 gúrkur, afhýddar
- 3 sellerístilkar

### LEIÐBEININGAR :
a) Settu ávaxta- og grænmetisbitana í safapressuna þína. Þrýstið safapressunni niður þar til ferskur safi byrjar að flæða.
b) Bætið basil ilmkjarnaolíunni eftir smekk og njótið.

### NÆRING
Kaloríur: 159
Fita: 1,5g
Natríum: 10,8mg
Kolvetni: 36,9g
Sykur: 32,8g
Trefjar: 0g
Prótein: 0,8g

## 54. Trönuberjasmoothie úr vatnakarsa

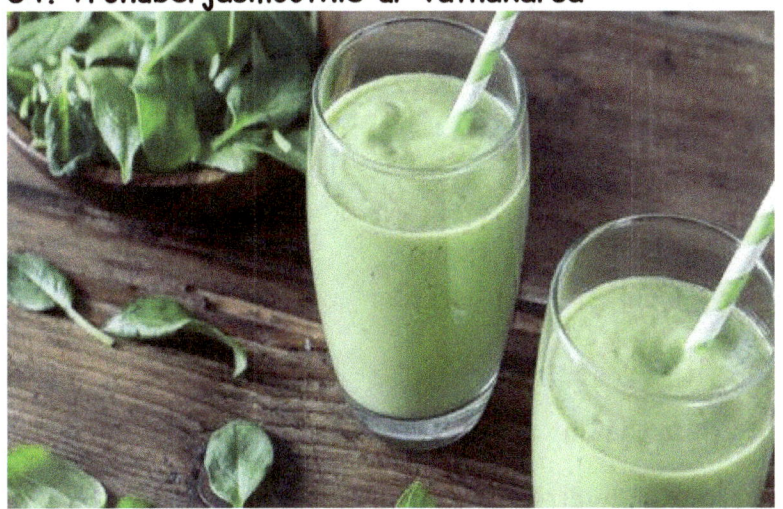

**HEILDAR UNDIRBÚNINGSTÍMI: 5 MÍNÚTUR**
**DÓTTUR: 2**

### HRÁEFNI:
- 2 bollar vatnskarsi
- 1 bolli af ananas
- 1 þroskaður banani, skorinn í sneiðar
- 1 appelsína, afhýdd og saxuð
- 1 holótt Medjool döðla
- 1 msk duftformað hveitigras
- Hreinsað vatn

### LEIÐBEININGAR :
a) Bætið öllu hráefninu nema hreinsuðu vatni í blandara.

b) Bætið við vatni fyrir viðeigandi samkvæmni.

c) Vinnið þar til slétt.

### NÆRING
Kaloríur 198

Fita 1g

Kolvetni 47g

Prótein 5g

## 55. Græn sítrónu- og gúrkusmoothie

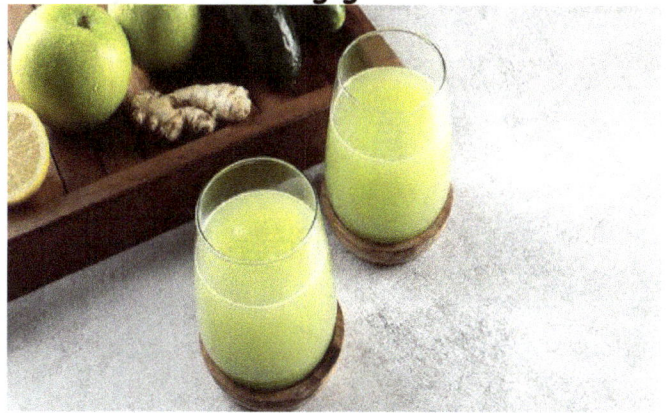

HEILDAR UNDIRBÚNINGSTÍMI: 5 MÍNÚTUR
DÓTTUR: 2

## HRÁEFNI:

- 1 agúrka
- 1 pera, skorin í sneiðar og kjarninn fjarlægður
- 1 epli skorið í sneiðar og kjarninn fjarlægður
- 1 rifinn engiferhnúður
- ½ bolli af vatni
- safi úr ½ sítrónu
- ein skeið af maca
- ½ bolli ísvatn

## LEIÐBEININGAR :

a) Setjið öll þessi hráefni í blandarann þar til það er rjómakennt.

## NÆRING

Hitaeiningar: 112

Kolvetni: 30,5g

Prótein: 2g

Fita: 0,5g

## 56. Smoothie fyrir ávexti og grænt prótein

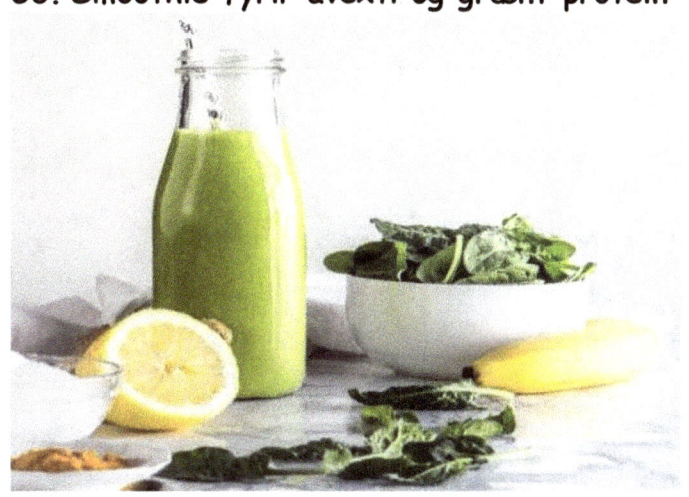

**HEILDAR UNDIRBÚNINGSTÍMI: 5 MÍNÚTUR**
**DÓTTUR: 4**

## HRÁEFNI:

- ½ bolli grísk jógúrt
- 2 matskeiðar af próteindufti
- ½ bolli bláber
- ½ bolli ferskjur, sneiddar
- ½ bolli ananas, sneið
- ½ bolli jarðarber
- ½ bolli mangó, sneið
- 1 búnt af grænkáli
- ½ bolli vatn

## LEIÐBEININGAR :

a) Setjið öll þessi hráefni í blandarann og blandið vel saman.

## NÆRING

Kaloríur: 330

Kolvetni: 53g

Prótein: 5g

Fita: 13g

## 57. Grænmeti, Chia og Mango Smoothie

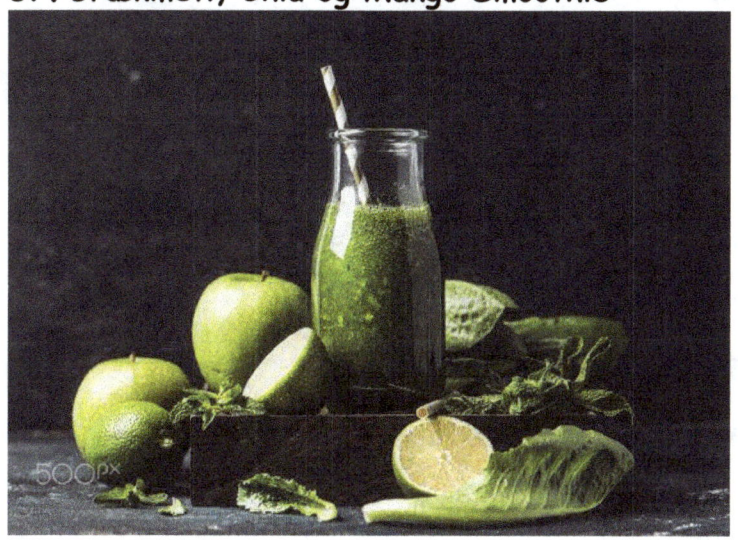

HEILDAR UNDIRBÚNINGSTÍMI: 5 MÍNÚTUR
DÓTTUR: 2

## HRÁEFNI:

- 1 þroskað mangó, skorið í teninga
- 1 appelsína, afhýdd, kjarnhreinsuð og saxuð
- 1 bolli frosin hindber
- 2 matskeiðar chiafræ
- 2 matskeiðar af vanillu próteindufti
- 1 matskeið malað hörfræ
- ½ bolli af vatni

## LEIÐBEININGAR :

a) Bætið öllu hráefninu nema hreinsuðu vatni í blandara.

b) Bætið við vatni fyrir viðeigandi samkvæmni. Vinnið þar til slétt.

## NÆRING

Hitaeiningar: 345

Heildarfita: 9,9g

Kolvetni: 39g

Prótein: 32g.

## 58. Engifer, epli og gulrót blanda

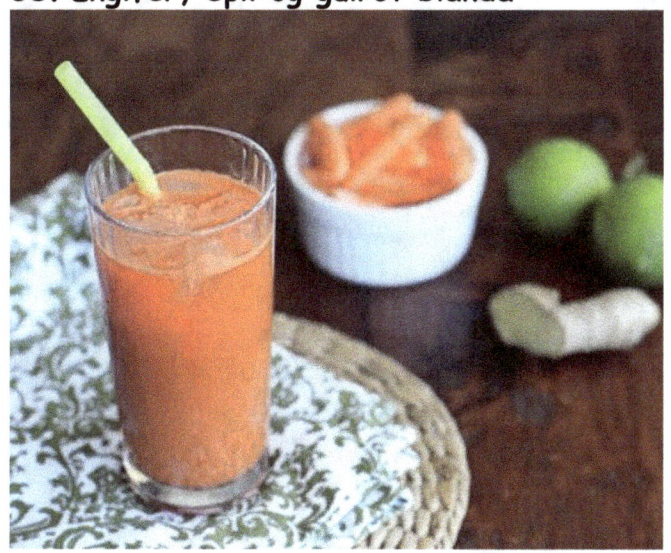

**HEILDAR UNDIRBÚNINGSTÍMI: 5 MÍNÚTUR**
**DÓTTUR: 2**

### Hráefni
- 5 gulrætur
- 2 epli, söxuð
- 1/2 tommu ferskt engifer
- 1/4 sítrónu

### LEIÐBEININGAR :

a)  Safa allt hráefnið.
b)  Njóttu.

### NÆRING
Kaloríur: 348kcal
Kolvetni: 46g
Prótein: 12g
Fita: 14g
Mettuð fita: 1g
Natríum: 88mg
Trefjar: 10g
Sykur: 29g

## 59. Tómatar, agúrka og sítrónu

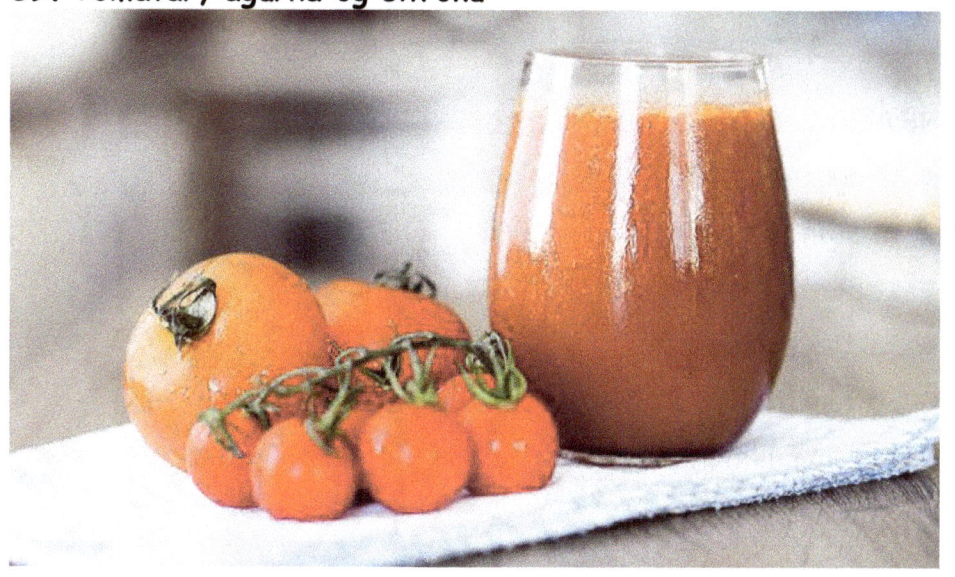

## HEILDAR UNDIRBÚNINGSTÍMI: 5 MÍNÚTUR
## DÓTTUR: 2

## HRÁEFNI:

- 1 agúrka
- 1 stöng af sellerí
- 1 búnt af steinselju
- 2 Meyer sítrónur
- 2 tómatar
- 1 tommu engiferhnappur

## LEIÐBEININGAR :

a) Blandið öllu hráefninu saman til að sameina þau.

b) Bætið við vatni ef þarf.

## NÆRING

Hitaeiningar: 83

Kolvetni: 17g

Prótein: 5g

Fita: 1g

## 60. Sæt og bragðmikil safablanda

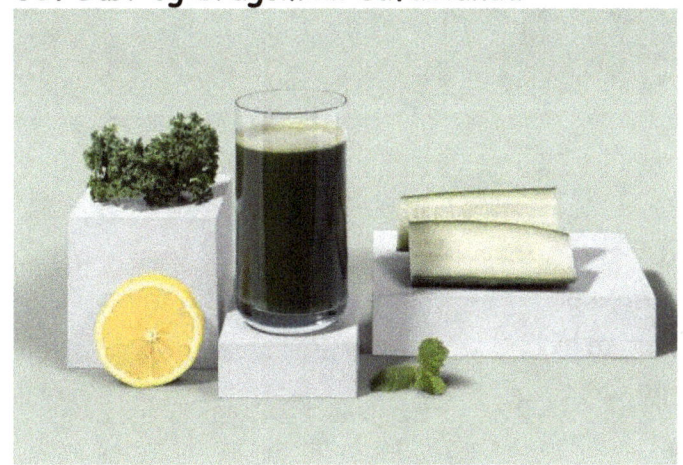

## HEILDAR UNDIRBÚNINGSTÍMI: 5 MÍNÚTUR
## DÓTTUR: 1

### HRÁEFNI:
- 1 lime, afhýdd
- 1 bolli af spínati
- 1 agúrka, afhýdd
- 3 epli, afhýdd og saxuð
- 1 stykki af engifer, afhýtt
- 2 sellerístilkar, saxaðir

### LEIÐBEININGAR :
a) Settu ávaxta- og grænmetisbitana í safapressuna þína.
b) Þrýstið safapressunni niður þar til ferskur safi byrjar að flæða.

### NÆRING
Kaloríur 34
Heildarfita 0 grömm
Natríum 1,7 mg
Kolvetni 9,1 grömm
Trefjar 0,1 grömm
Sykur 8,4 grömm
Prótein 0,1 grömm

# ÁVINDIR OG GRÆNT

# 61. Berry Green Smoothie

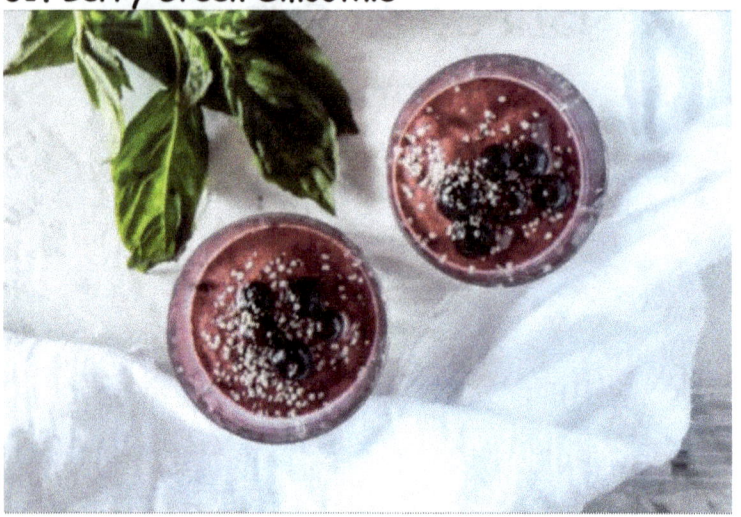

Skammtar: 2
**Hráefni :**
3 handfylli af spínati
2 bollar af vatni
1 epli, kjarnhreinsað og skorið í fjórða
1 bolli frosið mangó
1 bolli frosin jarðarber
1 handfylli af frosnum eða ferskum frælausum vínberjum
¼ bolli af hlynsírópi eða njóttu þess án
2 matskeiðar malað hörfræ

**Leiðbeiningar:**
Setjið laufgrænt og vatn í blandara og blandið þar til blandan er orðin græn safalík.
Stöðvaðu hrærivélina og bættu restinni af hráefninu saman við. Blandið þar til rjómakennt.

**Næringargildi**
Kaloríur 59
Fita 2,6g
Kolvetni 52g
Prótein 12g

## 62. Fat Burner Smoothie

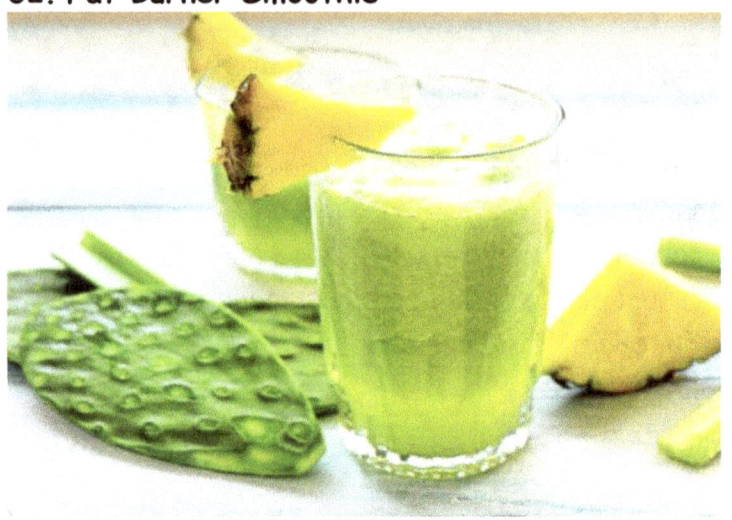

Skammtar: 2

**Hráefni**

1 bolli ferskt spínat, saxað
2 matskeiðar fersk mynta
1 sellerístilkur, saxaður
½ bolli bruggað grænt te
½ stór greipaldin
1 bolli ananas, saxaður
¼ avókadó, saxað

**Leiðbeiningar:**

Blandaðu spínati, myntu og sellerí saman við græna teið.
Blandið þar til slétt.
Bætið restinni við hráefninu.
Blandið aftur og berið fram.

**Næring**

Hitaeiningar: 71
Kolvetni: 24g
Prótein: 1g
Fita: 2g

# 63. Epli- Jarðarberjasmoothie

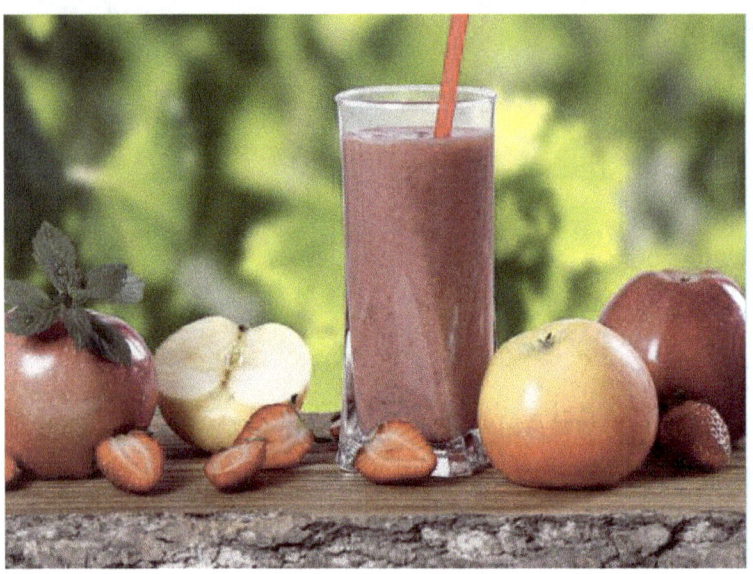

Skammtar: 2
**Hráefni :**
3 handfylli af vorblönduðu grænmeti
2 bollar af vatni
1 banani, afhýddur
2 epli, kjarnhreinsuð og skorin í fjórða
1 ½ bolli frosin jarðarber
¼ bolli hlynsíróp eða njóttu þess án
2 matskeiðar malað hörfræ

**Leiðbeiningar:**
Setjið laufgrænt og vatn í blandara og blandið þar til blandan er orðin græn safalík.
Stöðvaðu hrærivélina og bættu restinni af hráefninu saman við. Blandið þar til rjómakennt.

**Næring**
Hitaeiningar: 101
Kolvetni: 14,7g
Prótein: 4,2g
Fita: 2,6g

## 64. Græn berjasmoothie

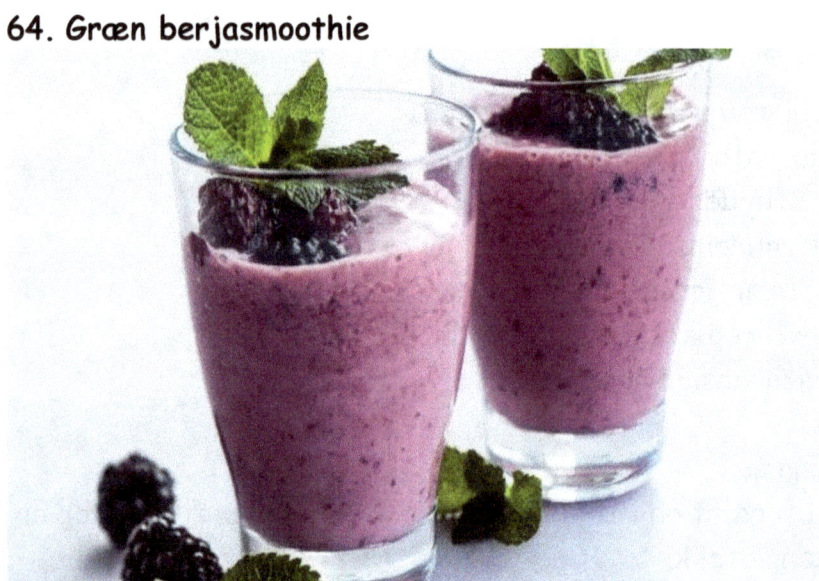

Skammtar: 2
**Hráefni :**
1 handfylli af vorblönduðu grænmeti
2 handfylli af spínati
2 bollar af vatni
1½ bolli frosin bláber
1 banani, afhýddur
1 epli, kjarnhreinsað og skorið í fjórða
¼ bolli af hlynsírópi eða njóttu þess án
2 matskeiðar malað hörfræ


**Leiðbeiningar:**
Setjið laufgrænt og vatn í blandara og blandið þar til blandan er orðin græn safalík.
Stöðvaðu hrærivélina og bættu restinni af hráefninu saman við. Blandið þar til rjómakennt.

**Næring**
Kaloríur 157,9
Fita 0,8 g
Kolvetni 37,1 g
Prótein 4,3 g

## 65. Berry Peach Smoothie

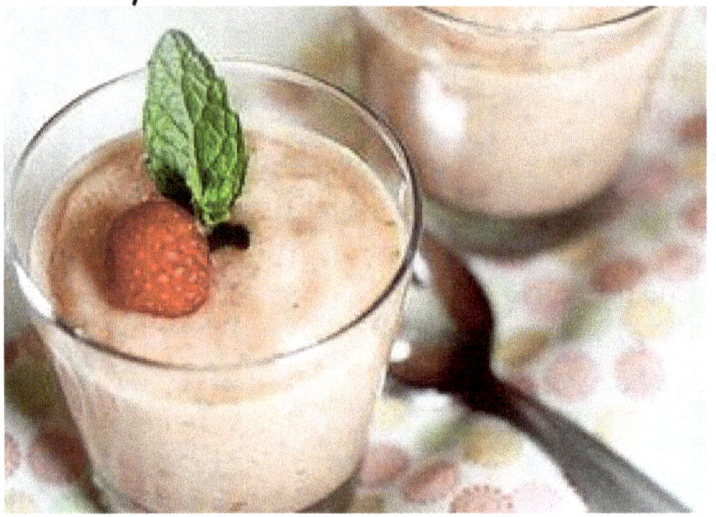

Skammtar: 2
**Hráefni :**
2 handfylli af grænkáli
1 handfylli af spínati
2 bollar af vatni
2 epli, kjarnhreinsuð og skorin í fjórða
1½ bolli frosnar ferskjur
1¼ bolli frosin blönduð ber
¼ af hlynsírópi eða njóttu þess án
2 matskeiðar malað hörfræ

**Leiðbeiningar:**
Setjið laufgrænt og vatn í blandara og blandið þar til blandan er orðin græn safalík.
Stöðvaðu hrærivélina og bættu restinni af hráefninu saman við. Blandið þar til rjómakennt.

**Næring**
Kaloríur 59
Fita 3 g
Kolvetni 36 g
Prótein 11 g

## 66. Peach Berry Spinat Smoothie

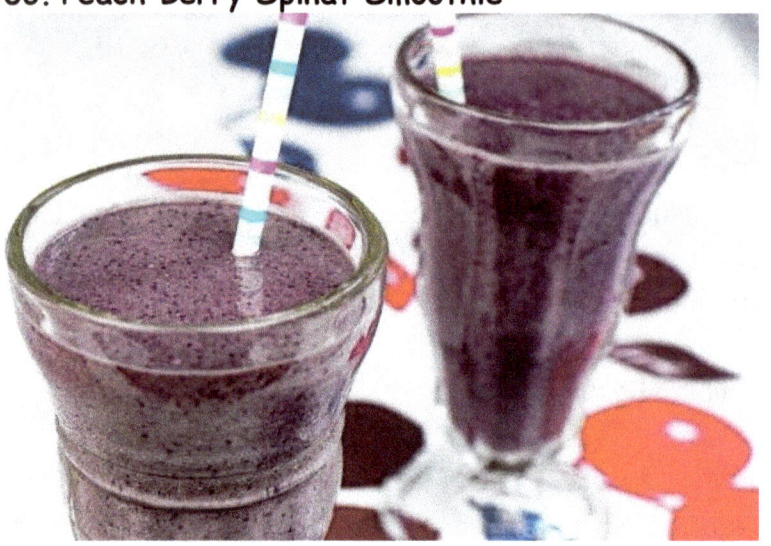

Skammtar: 2
**Hráefni :**
3 handfylli af spínati
2 bollar af vatni
1 bolli frosnar ferskjur
1 handfylli af ferskum frælausum vínberjum
1½ bolli bláber
¼ bolli af hlynsírópi eða njóttu þess án

**Leiðbeiningar:**
Setjið spínatið og vatnið í blandarann og blandið þar til blandan er orðin græn safalík. Stöðvaðu hrærivélina og bættu restinni af hráefninu saman við.
Blandið þar til rjómakennt.

**Næring**
Hitaeiningar: 98,6
Fita: 3,8 g
Kolvetni: 42,7 g
Fæðutrefjar: 9,2 g
Prótein: 8,2 g

## 67. Ananas spinat Smoothie

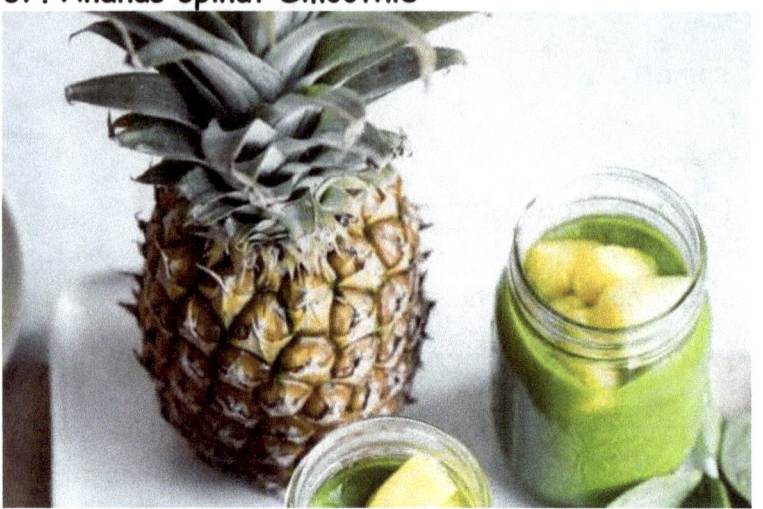

Skammtar: 2

**Hráefni :**
2 bollar ferskt spínat, pakkað inn
1 bolli ananasbitar
2 bollar frosnar ferskjur
2 bananar, skrældir
¼ bolli af hlynsírópi eða njóttu þess án
2 bollar af vatni
2 matskeiðar malað hörfræ


**Leiðbeiningar:**
Setjið spínatið og vatnið í blandarann og blandið þar til blandan er orðin græn safalík. Stöðvaðu hrærivélina og bættu restinni af hráefninu saman við.
Blandið þar til rjómakennt.

**Næring**
Kaloríur 94,0
Fita 4,0 g
Kolvetni 40,3 g
Prótein 5 g

## 68. Ananas berjasmoothie

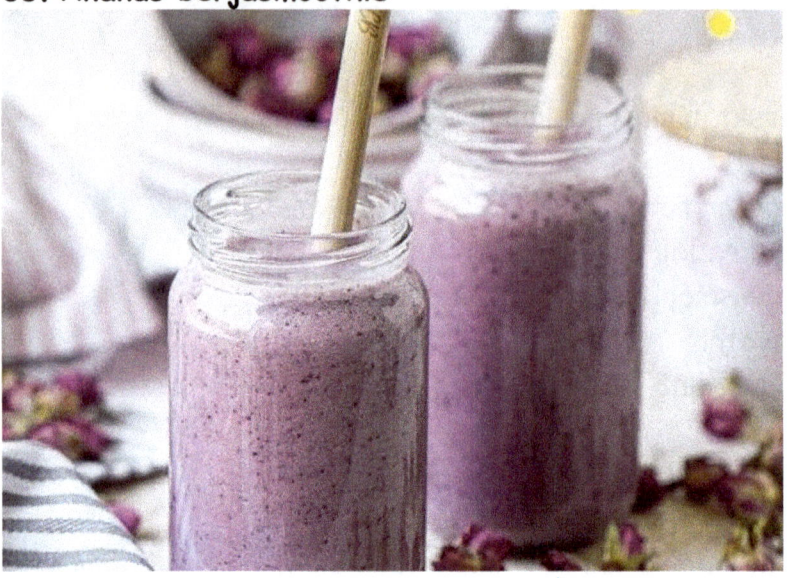

Skammtar: 2

**Hráefni :**
2 handfylli af vorblönduðu grænmeti
2 handfylli af spínati
1 banani, afhýddur
1 ½ bolli ananasbitar
1½ bollar frosnir mangóbitar
1 bolli frosin blönduð ber
¼ bolli af hlynsírópi eða njóttu þess án
2 bollar af vatni
2 matskeiðar malað hörfræ

**Leiðbeiningar:**
Setjið laufgrænt og vatn í blandara og blandið þar til blandan er orðin græn safalík. Stöðvaðu hrærivélina og bættu restinni af hráefninu saman við.
Blandið þar til rjómakennt.

**Næring**
Kaloríur 126
Heildarfita 0,6g
Kolvetni 31g
Prótein 1,3g

# 69. Trönuberjasmoothie _

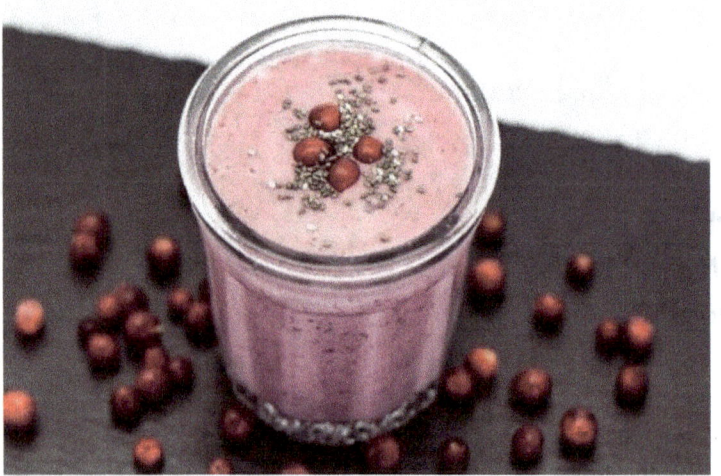

Skammtar: 2
**Hráefni :**
1-1½ bollar (200-300 ml) vatn
½ bolli (100 ml) möndlur, lagðar í bleyti
2 aprikósur, lagðar í bleyti
¼ bolli (50 ml) trönuber, frosin eða þídd

**Leiðbeiningar:**
Blandið 200 ml af vatni saman við möndlur til að búa til mjólk. Sigtið í gegnum sigti eða hnetumjólkurpoka. Hellið síaða mjólkinni í blandarann.
Bætið aprikósum út í og maukið aftur.
Blandið berjunum saman við og bætið meira vatni út í til þess að það verði þykkt.

**Næring**
Kaloríur 140,2
Heildarfita 0,6 g
Kolvetni 29,9 g
Prótein 4,4 g

# 70. Spínat Grænkál Berry Smoothie

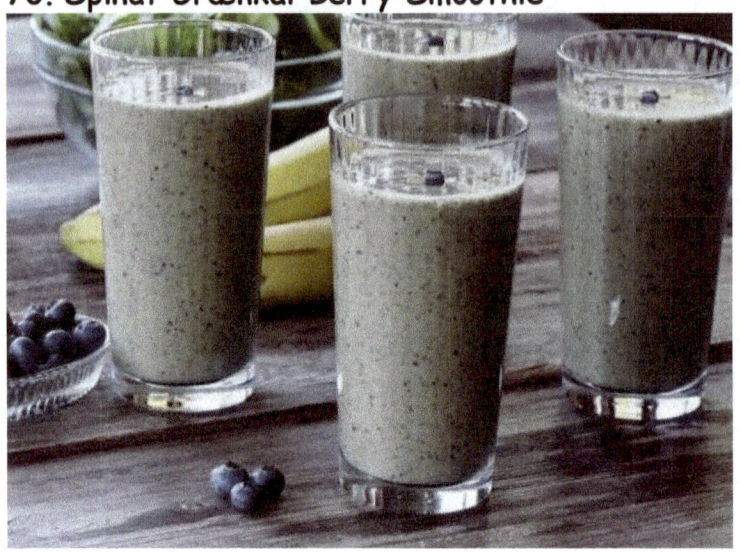

Skammtar: 2
**Hráefni :**
2 handfylli af grænkáli
2 handfylli af spínati
2 bollar af vatni
1 epli, kjarnhreinsað og skorið í fjórða
1 banani, afhýddur
1½ bolli frosin bláber
¼ bolli af hlynsírópi eða njóttu þess án
2 matskeiðar malað hörfræ
VALVAL: 1 skeið af próteindufti

**Leiðbeiningar:**
Setjið laufgrænt og vatn í blandara og blandið þar til blandan er orðin græn safalík. Stöðvaðu hrærivélina og bættu restinni af hráefninu saman við.
Blandið þar til rjómakennt.

**Næring**
Hitaeiningar 313,1
Heildarfita 4,0 g
Heildarkolvetni 70,7 g
Prótein 7,1 g

## 71. Apple Mango Smoothie

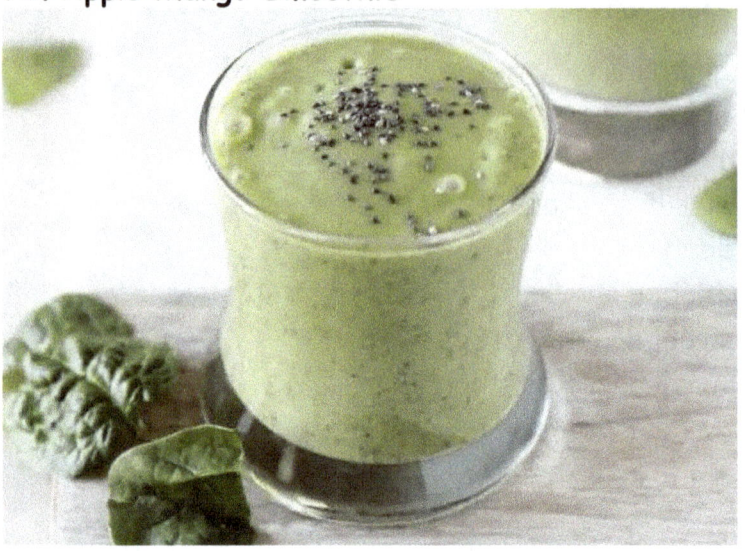

Skammtar: 2
**Hráefni :**
3 handfylli af spínati
2 bollar af vatni
1 epli, kjarnhreinsað og skorið í fjórða
1½ bolli mangó
2 bollar frosin jarðarber
¼ bolli af hlynsírópi eða njóttu þess án
2 matskeiðar malað hörfræ
VALVAL: 1 skeið af próteindufti

**Leiðbeiningar:**
Setjið spínatið og vatnið í blandarann og blandið þar til blandan er orðin græn safalík. Stöðvaðu blandarann og bættu restinni af hráefninu í blandarann.
Blandið þar til rjómakennt.

**Næring**
186 kal
40 g kolvetni
0g fita
2g prótein

## 72. Ananas Kale Smoothie

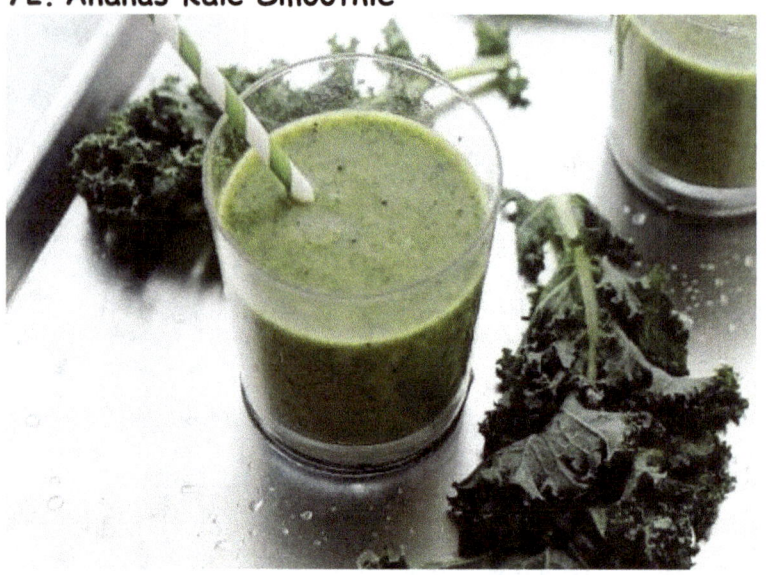

Skammtar: 2
**Hráefni :**
2 handfylli af grænkáli
1 handfylli af vorblönduðu grænmeti
2 bollar af vatni
1½ bolli frosnar ferskjur
2 handfylli af ananasbitum
2 matskeiðar malað hörfræ

**Leiðbeiningar:**
Setjið laufgrænt og vatn í blandara og blandið þar til blandan er orðin græn safalík. Stöðvaðu hrærivélina og bættu restinni af hráefninu saman við.
Blandið þar til rjómakennt.

**Næring**
Kaloríur: 97
Kolvetni: 42g
Prótein: 12g
Fita: 2g

## 73. Dagleg lime- og dillsléttur

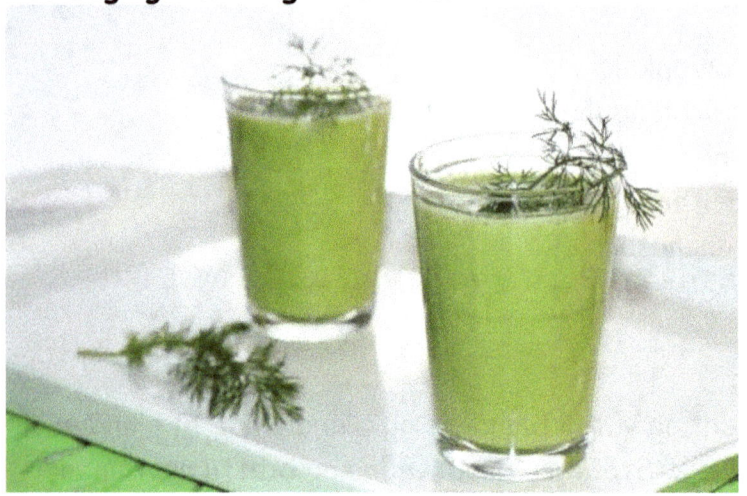

Skammtar: 2
**Hráefni :**
½ pera
1 bolli saxuð og fræhreinsuð agúrka
¼ bolli saxað ferskt dill
1 lítið avókadó
1 bolli barnaspínat
2 matskeiðar lime safi
1 tommu hnúður af ferskum engiferrót, skrældar
1 bolli frosinn ananas
1 ¼ bolli af vatni
3 til 4 ísmola

**Leiðbeiningar:**
Setjið allt hráefni nema ísinn í blandara og vinnið þar til slétt og rjómakennt.
Bætið ísnum út í og vinnið aftur. Drekkið kælt.

**Næring**
Kaloríur 284
Fita 20g
Kolvetni 15g
Trefjar 9g
Prótein 14g

## 74. Peach Green Kale Dream Smoothie

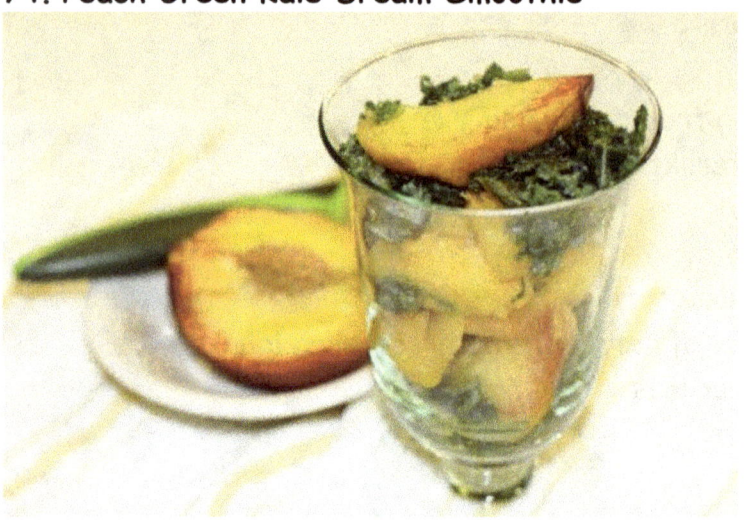

Skammtar: 2
**Hráefni :**
½ avókadó
1 bolli frosnar lífrænar frosnar ferskjur
1 frosinn banani, skorinn í bita
2 matskeiðar ferskur sítrónusafi
1 ¼ bolli af vatni
Handfylli af grænkáli
3 til 4 ísmola

**Leiðbeiningar:**
Setjið allt hráefni nema ísinn í blandara og vinnið þar til slétt og rjómakennt.
Bætið ísnum og döðlunum út í (ef þær eru notaðar) og vinnið aftur. Drekkið kælt.

**Næring**
Kaloríur 78
Fita 2,5g
Kolvetni 85,4g
Matar trefjar 14g
Prótein 17,2g

## 75. Watermelon Cooler Smoothie

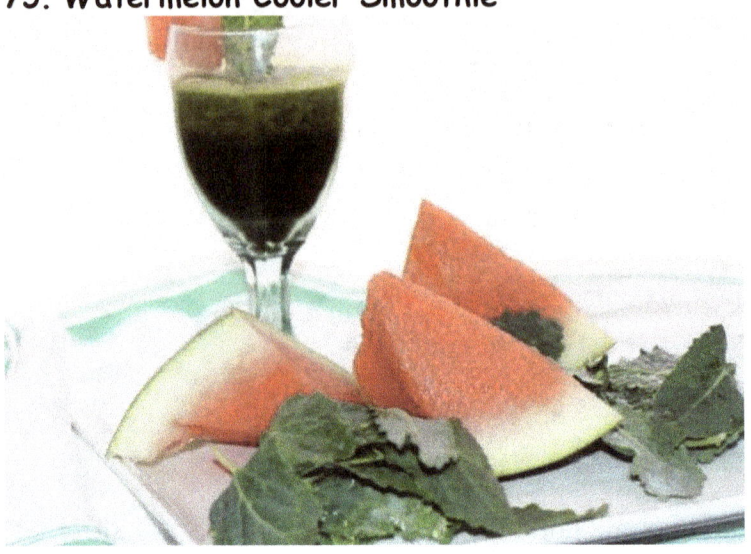

Skammtar: 2

**Hráefni :**

2 bollar skorin fræslaus vatnsmelóna
1 heil agúrka, afhýdd, fræhreinsuð og grófsöxuð
1 stór handfylli af saxuðu grænkáli
3 matskeiðar ferskur lime safi
1/4 bolli söxuð fersk mynta
1/4 bolli söxuð fersk basilíka
1 bolli af ísmolum

**Leiðbeiningar:**

Setjið vatnsmelónuna og gúrkuna í blandara og vinnið þar til slétt og rjómakennt.
Bætið restinni af hráefnunum út í og vinnið aftur. Drekkið ískalt.

**Næring**

Kaloríur 70
Fita 0g
Kolvetni 16g
Prótein 1g

## 76. Eplasmoothie með kanil

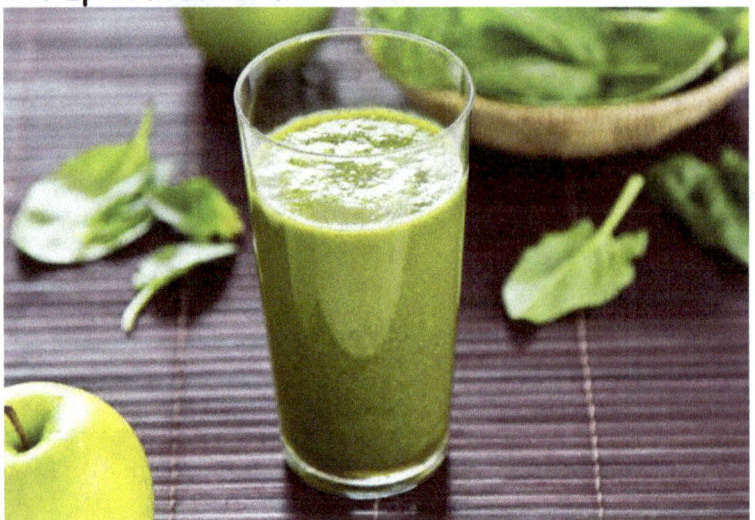

Skammtar: 2
## Hráefni :
1 frosinn banani, skorinn í hæfilega stóra bita
1 lífrænt Granny Smith epli, kjarnhreinsað og saxað (með hýði)
1 matskeið ferskur sítrónusafi
1 stór handfylli af barnaspínati
1 bolli af köldu vatni
2 til 3 döðlur með gryfju
1/2 tsk kanill
1/8 tsk múskat
4 til 5 ísmolar

## Leiðbeiningar:
Setjið allt hráefni nema ísinn í blandara og vinnið þar til slétt og rjómakennt.
Bætið ísnum út í og vinnið aftur. Drekkið kælt.

## Næring
Kaloríur: 277
Fita: 6g
Kolvetni: 47g
Prótein: 10g

## 77. Súkkulaði Chia Smoothie

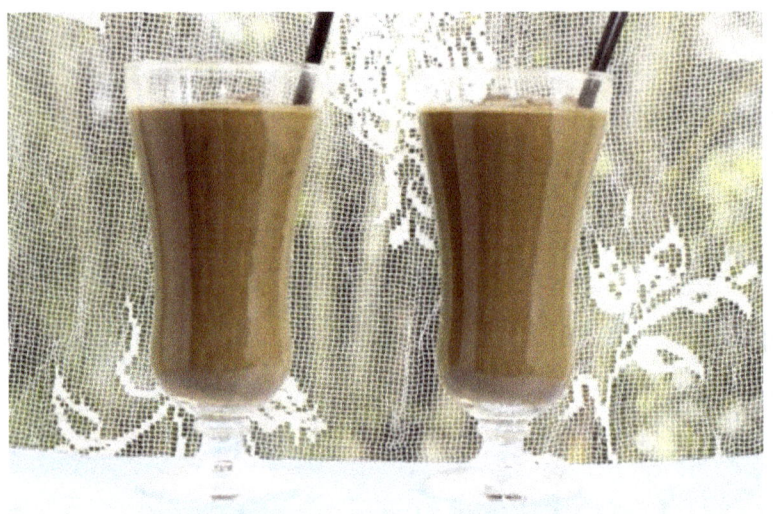

Skammtar: 2
**Hráefni :**
1 bolli af vatni
1 ½ bolli frosin lífræn jarðarber
1 matskeið chia fræ
2 matskeiðar hrár kakónibs
1 matskeið hrátt kakóduft
6 hráar macadamia hnetur
3 döðlur með rifnum
1 frosinn banani, skorinn í hæfilega stóra bita
1 stór handfylli af saxuðu grænkáli
4 til 5 ísmolar

**Leiðbeiningar:**
Setjið vatnið og jarðarberin í blandara og vinnið þar til slétt og rjómakennt.
Bætið við chiafræjum, kakónibs, kakódufti og macadamia hnetum; Vinnið í 1 heila mínútu. Bætið döðlunum, frosnum banana og grænkáli út í og vinnið aftur þar til það hefur blandast vel saman. Bætið ísnum út í og vinnið aftur.
Berið fram ískalt.

**Næring**
Kaloríur 163
Fita 10 g
Kolvetni 7 g
Prótein 13 g

## 78. Grønt te engifer smoothie

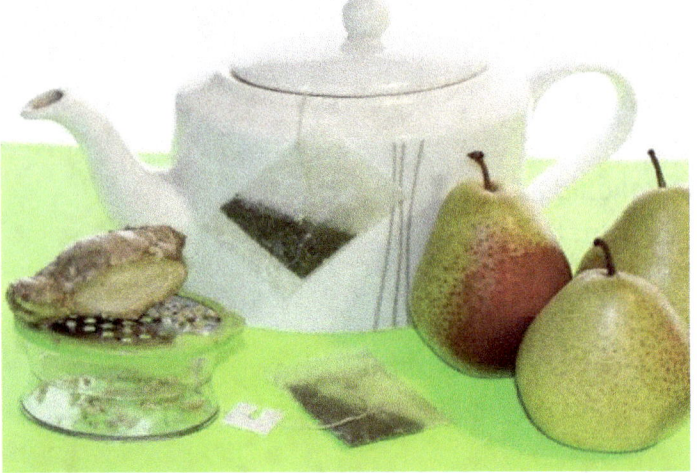

Skammtar: 2
**Hráefni :**
1 Anjou pera, söxuð
1 tsk nýsöxuð engiferrót
1 stór handfylli af saxuðu romaine salati
1 matskeið af hampi fræjum
1 bolli ósykrað grænt te, kælt
7 til 9 ísmolar

**Leiðbeiningar:**
Setjið allt hráefni nema ísinn í blandara og vinnið þar til slétt og rjómakennt.
Bætið ísnum út í og vinnið aftur. Drekkið kælt.

**Næring**
Hitaeiningar: 114
Kolvetni: 62g
Prótein: 24g
Fita: 21g

## 79. Grøn Colada Smoothie

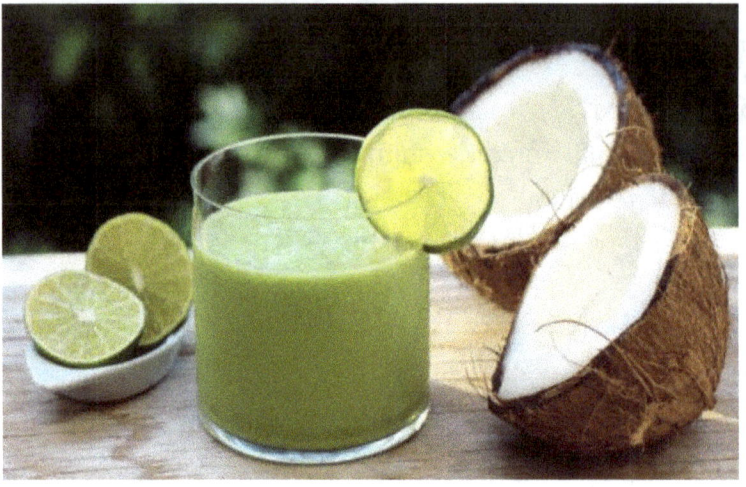

Skammtar: 2
**Hráefni :**
1 bolli frosinn saxaður ananas
3 matskeiðar hrár, ósykrað, rifin kókos
1 matskeið ferskur lime safi
1 handfylli af barnaspínatlaufum
3 döðlur með steindropum (bleyttar og mjúkar)
1 bolli af vatni
4 til 5 ísmolar

**Leiðbeiningar:**
Setjið allt hráefni nema ísinn í blandara og vinnið þar til slétt og rjómakennt. Bætið ísnum út í og vinnið aftur.
Drekkið ískalt.

**Næring**
325 hitaeiningar
prótein 26,5g
kolvetni 35,4g
fita 9,2g

## 80. Mint súkkulaðibitasmoothie

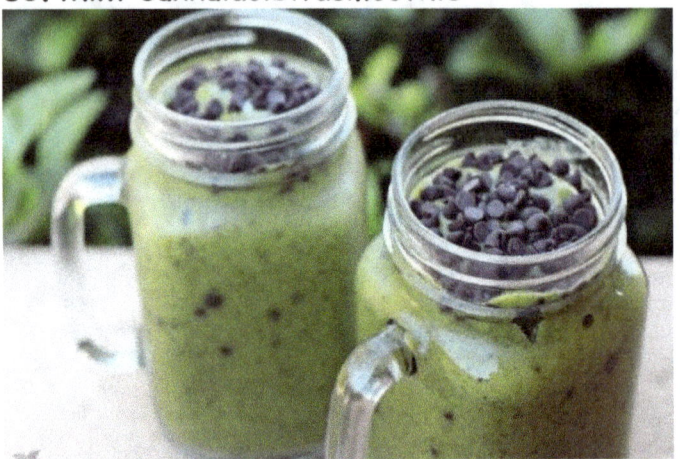

Skammtar: 2
**Hráefni :**
1 frosinn banani, skorinn í hæfilega stóra bita
1/2 bolli frosnar ferskjur
1/2 bolli hráar macadamíahnetur
1/3 bolli söxuð fersk myntulauf
3 matskeiðar hrár kakónibs
2 til 3 döðlur með gryfju
1/2 tsk hreint vanilluþykkni
1 ½ bolli vatn
3 eða 4 ísmola

**Leiðbeiningar:**
Setjið allt hráefni nema ísinn í blandara og vinnið þar til slétt og rjómakennt.
Bætið ísnum út í og vinnið aftur. Drekkið kælt.

**Næring**
Kaloríur 310
Fita 11g
Kolvetni 32g
Prótein 24g

## 81. Sunny C Delight Smoothie

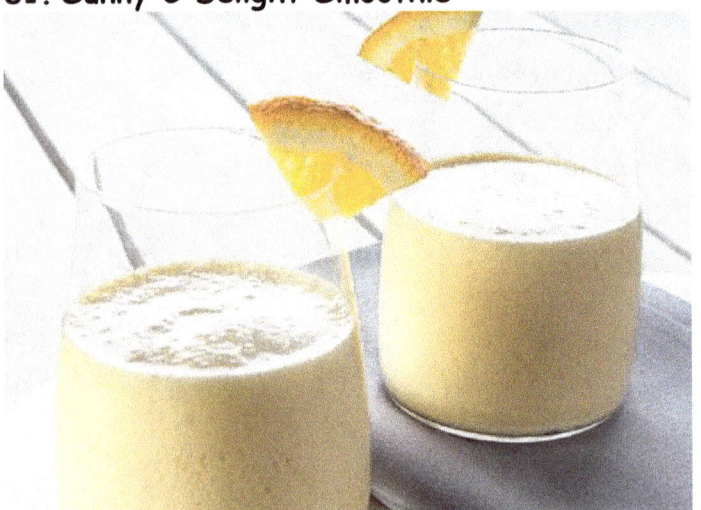

Skammtar: 2
**Hráefni :**
1 appelsína, afhýdd og saxuð
1 kíví, afhýtt og saxað
5 döðlur með gryfju (lagðar í bleyti og mjúkar)
1/2 bolli frosinn ananas
2 matskeiðar af hampi fræjum
1/2 bolli vatn
3 til 4 ísmola

**Leiðbeiningar:**
Setjið allt hráefni nema ísinn í blandara og vinnið þar til slétt og rjómakennt.

**Næring**
1,4g samtals kolvetni
0,2g fita
0,1 g prótein
10 hitaeiningar

## 82. Jarðarber og rjómasmoothie

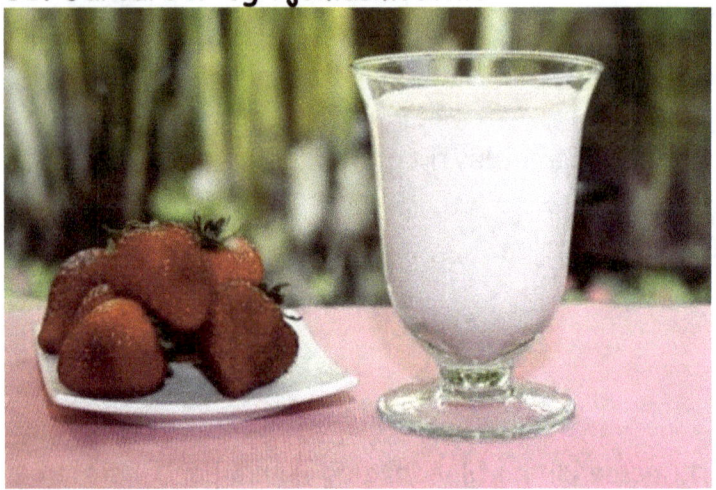

Skammtar: 2
**Hráefni :**
1/4 bolli gamaldags hafrar
3 matskeiðar saxaðar hrár macadamia hnetur (helst í bleyti í 1 til 2 klukkustundir)
1 bolli frosin jarðarber
4 döðlur með rifi (lagðar í bleyti til að mýkjast)
1/4 tsk hreint vanilluþykkni
1 bolli af vatni
3 til 4 ísmola

**Leiðbeiningar:**
Setjið allt hráefni nema ísinn í blandara og vinnið þar til slétt og rjómakennt.

**Næring**
Hitaeiningar: 210
Prótein: 5g
Fita: 4,5g
Kolvetni: 40g

## 83. Lime No Milk Smoothie

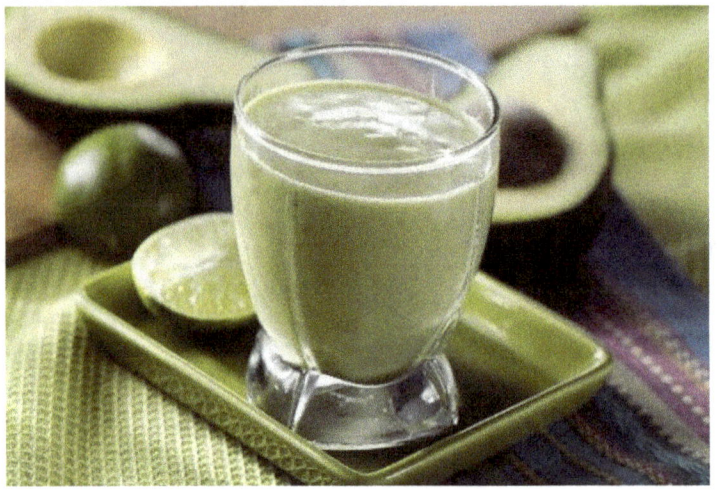

Skammtar: 2
**Hráefni :**
1 frosinn banani, skorinn í hæfilega stóra bita
1/4 bolli maukað avókadó
2 matskeiðar lime safi
5 til 6 döðlur með gryfju (bleyti og mýkja)
1/4 bolli hráar kasjúhnetur
1/8 tsk hreint vanilluþykkni
1/8 tsk óhreinsað sjávarsalt
1 bolli af vatni
8 ísmolar

**Leiðbeiningar:**
Setjið allt hráefni nema ísinn í blandara og vinnið þar til slétt og rjómakennt.
Bætið ísnum út í og vinnið aftur. Drekkið kælt.

**Næring**
Kaloríur 370
Heildarfita 0,5g
Kolvetni 89g
Prótein 2g

## 84. engifer og villtum bláberjum

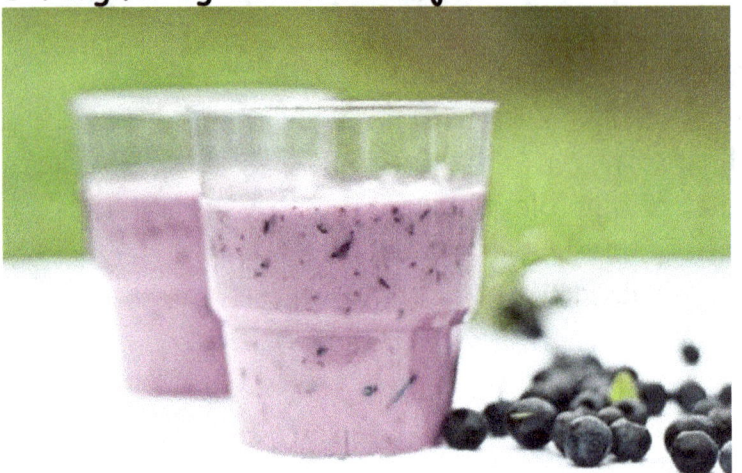

Skammtar: 2
**Hráefni :**
1 bolli frosin villibláber
1/4 bolli hráar kasjúhnetur
1 banani, skorinn í hæfilega stóra bita
1 matskeið ferskur sítrónusafi
1/2 tsk hreint vanilluþykkni
1 msk nýrifin engiferrót
5 til 6 döðlur með gryfju
1 bolli af köldu vatni
5 til 6 ísmolar

**Leiðbeiningar:**
Setjið allt hráefni nema ísinn í blandara og vinnið þar til slétt og rjómakennt.
Bætið ísnum út í og vinnið aftur. Drekkið kælt.

**Næring**
Kaloríur 272
Fita 15g
Kolvetni 32g
Prótein 3g

## 85. Cappuccino Smoothie

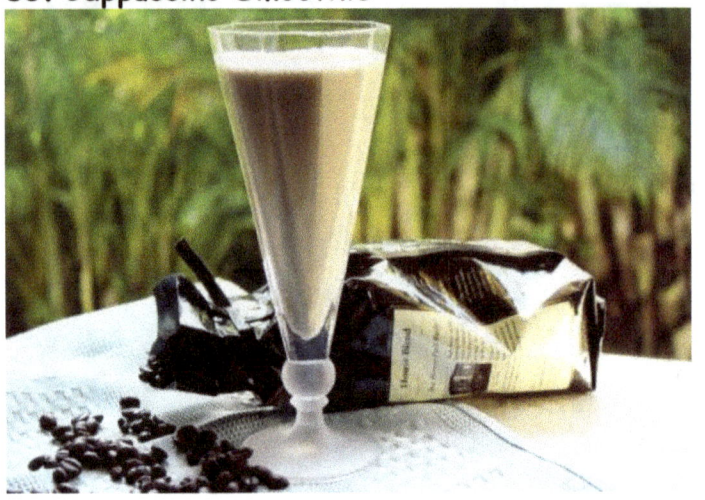

Skammtar: 6

**Hráefni :**

1 banani, skorinn í hæfilega stóra bita
2 matskeiðar af hampi fræjum
8 möndlur
1 tsk instant espresso duft
1/2 tsk kanill
1 tsk hreint vanilluþykkni
3 Medjool döðlur
1 ½ bolli möndlumjólk

**Leiðbeiningar:**
Setjið allt hráefnið í blandara og vinnið þar til slétt og rjómakennt.

**Næring**
Kaloríur 1340
Fita 39g
Kolvetni 245g
Prótein 4g

# 86. Kirsuberja vanillu smoothie

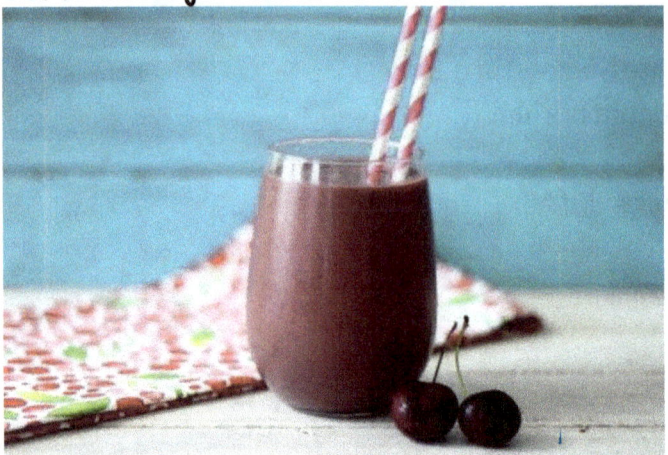

Skammtar: 2
## Hráefni :
1 bolli frosin rifin kirsuber
1/4 bolli hráar macadamíahnetur
1/2 banani, skorinn í bita
1/4 bolli þurrkuð goji ber
1 tsk hreint vanilluþykkni
1 bolli af vatni
6 til 8 ísmolar

## Leiðbeiningar:
Setjið allt hráefni nema ísinn í blandara og vinnið þar til slétt og rjómakennt.
Bætið ísnum út í og vinnið aftur. Drekkið ískalt.

## Næring
Kaloríur 120
Fita 0,5g
Kolvetni 25g
Prótein 11g

## 87. Goji og Chia Strawberry Smoothie

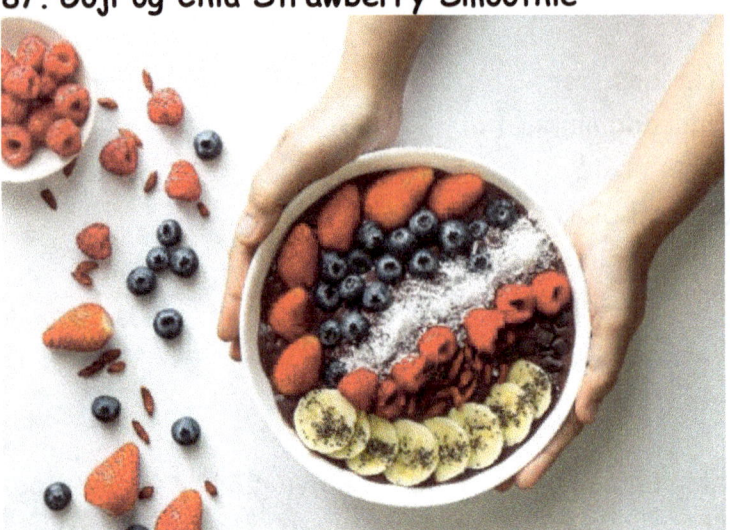

Skammtar: 2

**Hráefni**
1 matskeið goji ber
1 msk jarðarber
1 tommu stykki af kanilstöng
2-4 matskeiðar chiafræ
1 matskeið kókosolía
16 aura. kókosvatn
1/3 bolli hampi fræ
2-3 stór grænkálsblöð
1 bolli frosin ber
½ frosinn banani

**Leiðbeiningar**
Setjið goji ber, kanil og chia fræ í blandarann þinn og bætið við nógu miklu kókosvatni til að það hylji vel. Látið liggja í bleyti í um það bil 10 mínútur.
Setjið afganginn af kókosvatni og innihaldsefnum í blandara og vinnið í viðeigandi Smoothie stillingu, bætið við viðbótarvökva (kókosvatni, vatni eða hnetumjólk) fyrir æskilega samkvæmni.

**Næring**
Kaloríur 155
Heildarfita 25,95g
Heildarkolvetni 52g
Prótein 37,25g

## 88. Ávaxtakókossmoothie

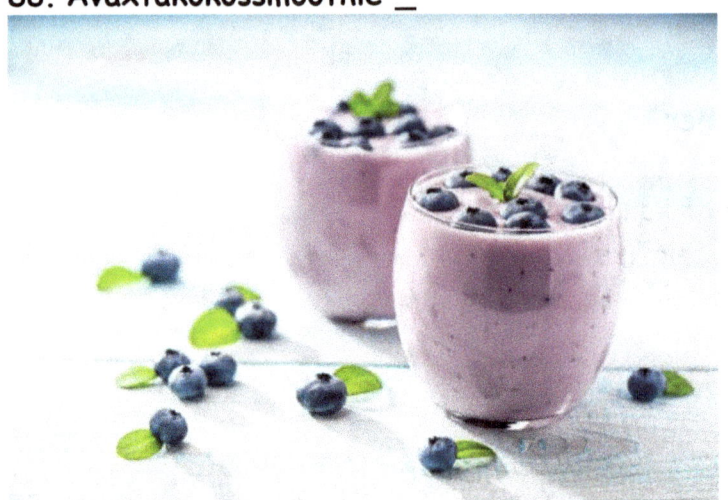

Skammtar: 4

**Hráefni**
1 10 aura poki af frosnum bláberjum eða öðrum ávöxtum
3 þroskaðir bananar
1 bolli hrein jógúrt
1 bolli ósykrað kókosmjólk
1 matskeið af hráu hunangi

**Leiðbeiningar:**
Maukið bláber, banana, jógúrt, kókosmjólk og hunang í blandara. Berið fram.

**Næring**
Kaloríur: 140
Kolvetni: 28g
Prótein: 1g
Trefjar: 2g

## 89. Sleepy Smoothie

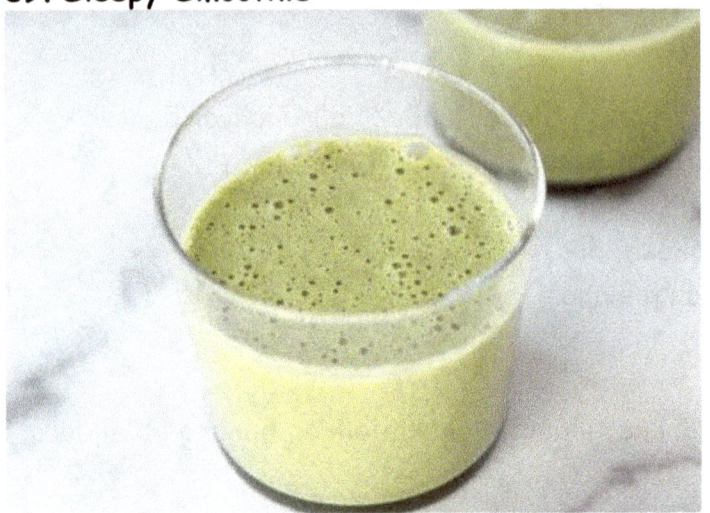

Skammtar: 2

**Hráefni:**

2 bollar barnaspínat

1 bolli möndlumjólk

1 bolli bruggað kamille te (kælt)

1 banani

1 teskeið af hunangi

**Leiðbeiningar:**
Setjið allt hráefnið í blandara og maukið.

**Næring**
Kaloríur: 163
Heildarfita: 5g
Kolvetni: 29g
Prótein: 3g

## 90. Velgengni Smoothie

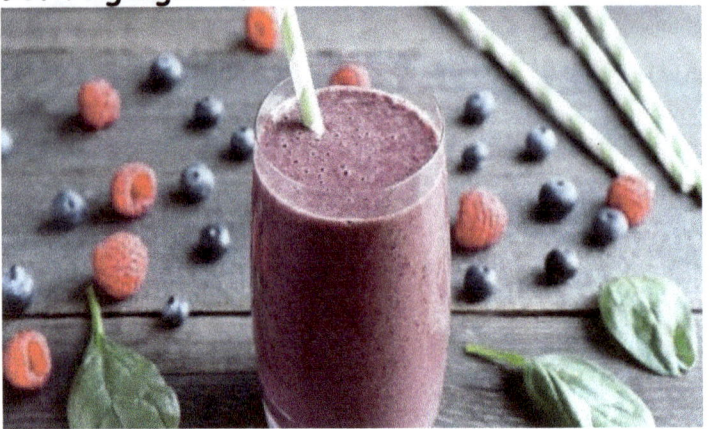

Skammtar: 2
**Hráefni :**
1 bolli jarðarber, skorin í sneiðar
1 bolli bláber
½ banani, skorinn í sneiðar
1 tsk möluð hörfræ
1 handfylli af spínati
1 skeið af maca dufti
¼ bolli af hlynsírópi eða njóttu þess án

**Leiðbeiningar:**
Blandaðu öllu saman og njóttu!

**Næring**
Kaloríur 45
Heildarfita 0g
Samtals kolvetni 10g
Prótein 1g

## 91. Grænn Smoothie og Figs Smoothie

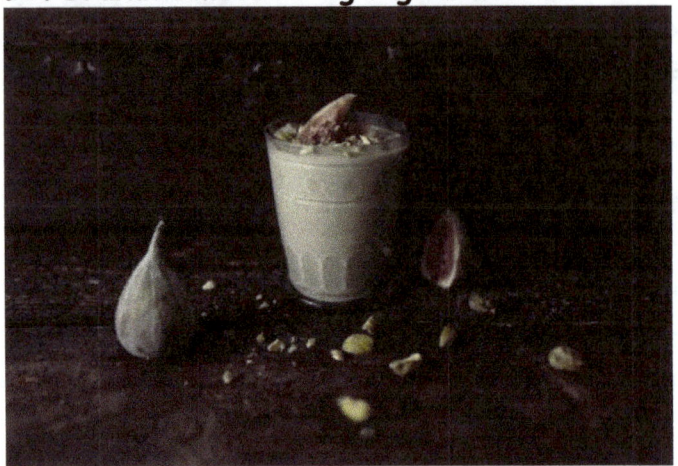

Skammtar: 2
## Hráefni :
2,5 aura af barnaspínati
1½-2 bollar vatn
1 pera
2 fíkjur, liggja í bleyti í vatni eða 3 ferskar fíkjur

## Leiðbeiningar:
Maukið spínatið með 1½ bollum (300 ml) vatni. Skerið peruna, bætið henni saman við fíkjurnar og maukið aftur.
Bættu við meira vatni til að finna rétta samkvæmni fyrir Smoothie þinn.

## Næring
Kaloríur: 280
Fita: 9g
Kolvetni: 52g
Trefjar: 12g
Prótein: 5g

## 92. Kiwi Morgunverðar Smoothie

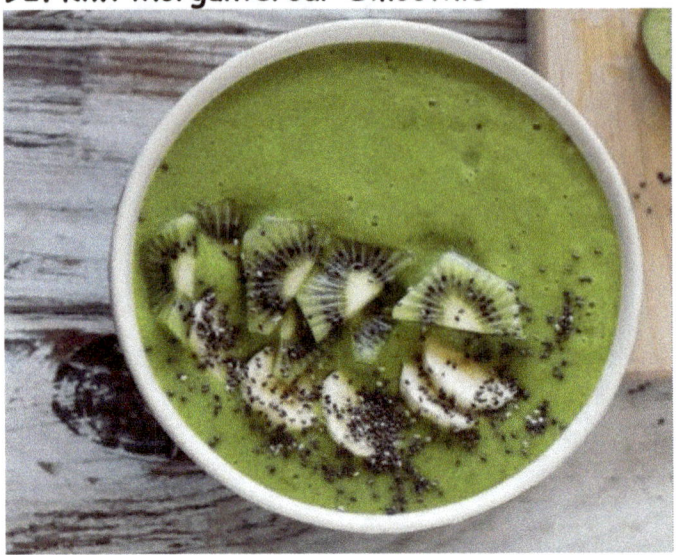

Skammtar: 2

**Hráefni :**

1 pera
2 sellerístangir
½ banani
2 grænir eða gylltir kiwi
1 matskeið af vatni
½ tsk malað engifer

**Leiðbeiningar:**

Skerið perurnar, selleríið og einn af kívíunum í stóra bita og blandið í blandara með 1 matskeið af vatni þar til það er slétt. Toppið með hinu kiwi, skorið í bita, og malað engifer.

**Næring**

Hitaeiningar á hverjum skammti: 226
Heildarfita 4,3g
Heildarkolvetni 42,7g
Prótein 8,5 g

## 93. Brómber og fennel smoothie

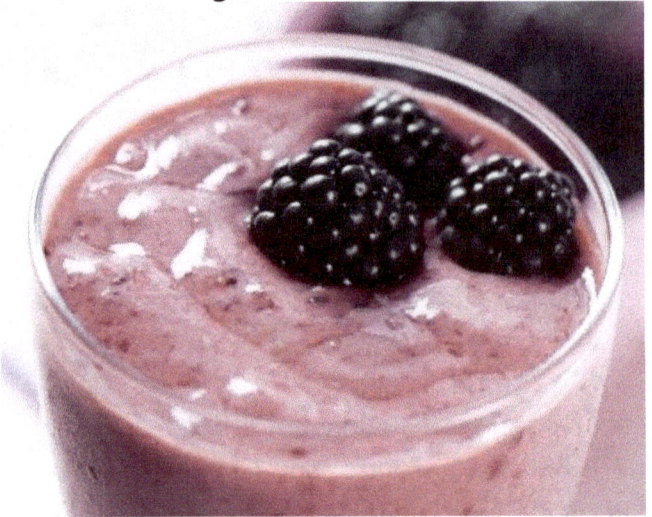

Skammtar: 2
## Hráefni :
1 epli (kjarnhreinsað og saxað)
½ fennel saxað
¼ bolli vatn
1 skeið maca duft
½ bolli brómber

## Leiðbeiningar:
Skerið eplið og fennelið í bita og maukið með vatni í blandara.
Bætið við vatni í æskilega samkvæmni.
Berið fram skreytt með brómberjum.

## Næring
Kaloríur 141
fita 1g
Kolvetni 23g
Prótein 3g

## 94. Kúrbít, pera, eplasmoothie

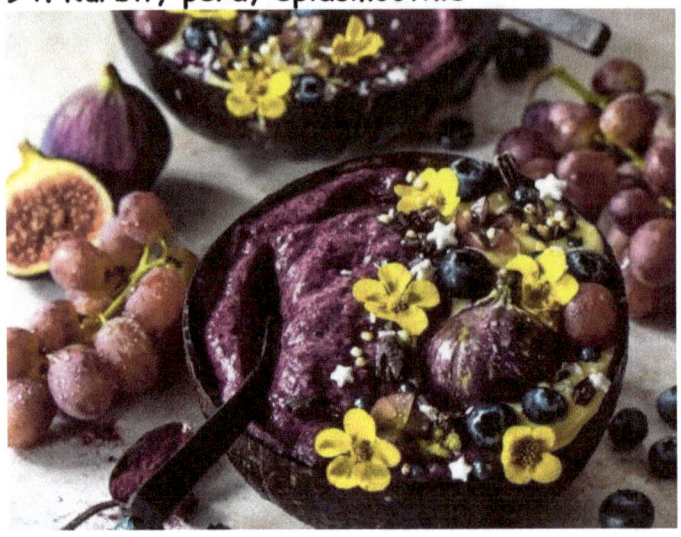

Skammtar: 2
**Hráefni :**
½ kúrbít
1 pera
1 epli
valfrjálst: kanillduft og malað engifer

**Leiðbeiningar:**
Skerið kúrbít og perur í stóra bita og maukið í blandara. Bætið við eplinum, skerið það í stóra bita og haltu áfram að blanda þar til það er slétt. Bætið við vatni í æskilega samkvæmni.
Berið fram og stráið kanil og malað engifer yfir.

**Næring**
Kaloríur 253
Fita 4,7g
Kolvetni 45,4g
Prótein 12,6g

## 95. af avókadó og berjum

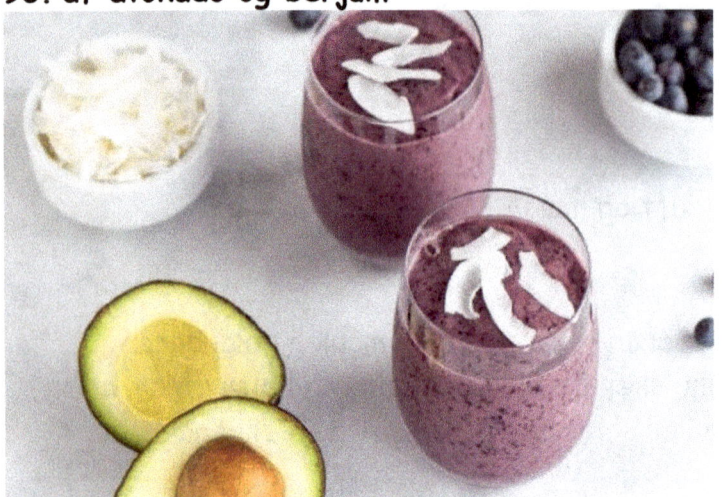

Skammtar: 2
**Hráefni :**
1 avókadó
Best er 1 bolli frosin bláber
1 skeið af próteindufti
1 ½ bolli af vatni

**Leiðbeiningar:**
Skerið avókadó í bita og frosin bláber og blandið saman.
Bætið við vatni og 7-10 teningum af ís til þess að það verði þykkt.
Skreytið með rifnum kókoshnetu.

**Næring**
Kaloríur: 283
Kolvetni: 42g
Prótein: 6g
Fita: 13g

## 96. Green Powerhouse Smoothie

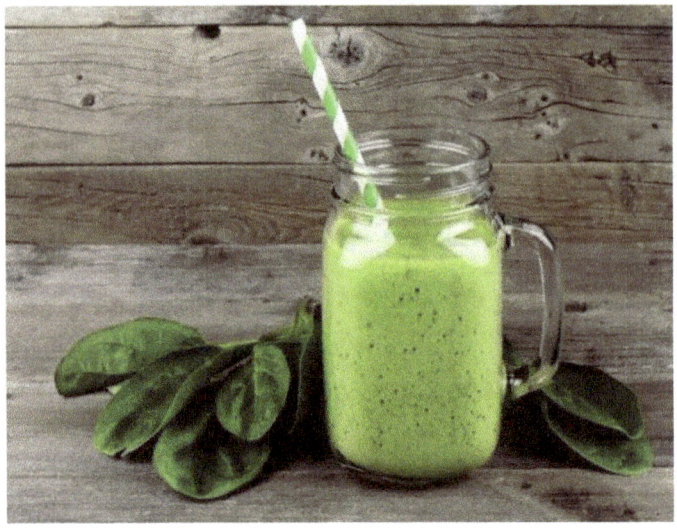

Skammtar: 2

**Hráefni :**

1 búnt af grænkáli

½ agúrka

4 sellerístangir

1/3 af fennel peru og stöngli

1 grænt epli

1 Fuji epli

1 pera

½ sítróna

1 tommu engiferhnappur (rifinn)

**Leiðbeiningar:**

Blandið öllum hráefnunum saman til að sameina þau og vatn í æskilega þéttleika.

**Næring**

Hitaeiningar: 7 3

Kolvetni: 53g

Prótein: 5g

Fita: 13g

# 97. Smoothie með magasnuði

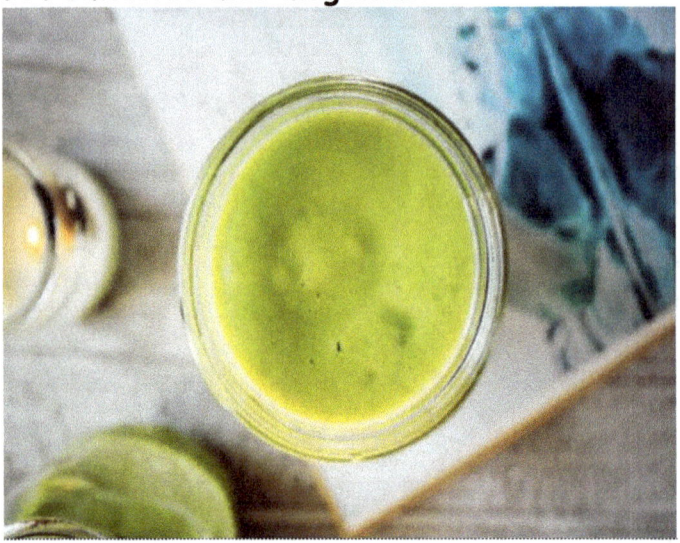

Skammtar: 2
**Hráefni :**

1 lítill fennelhaus

2 stilkar af sellerí

1 handfylli af myntu

1 búnt flatblaða steinselja

½ grænt epli

2 safi af sítrónum

**Leiðbeiningar:**

Blandið öllu hráefninu saman og bætið við vatni ef þarf.

**Næring**

Kaloríur: 140

Prótein: 5g

Kolvetni: 18g

Fita: 4g

## 98. Immune Booster Smoothie

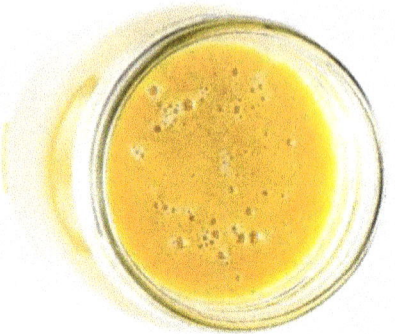

Skammtar: 2

**Hráefni :**

½ agúrka

2 sellerístangir

Handfylli af spínati

1 epli

½ sítróna

1 tommu engifer

**Leiðbeiningar:**

Blandið öllu hráefninu saman til að sameina þau. Njóttu.

**Næring**

Hitaeiningar: 112

Kolvetni: 22g

Prótein: 3g

Fita: 3g

## 99. Ofur-svalur drykkur Smoothie

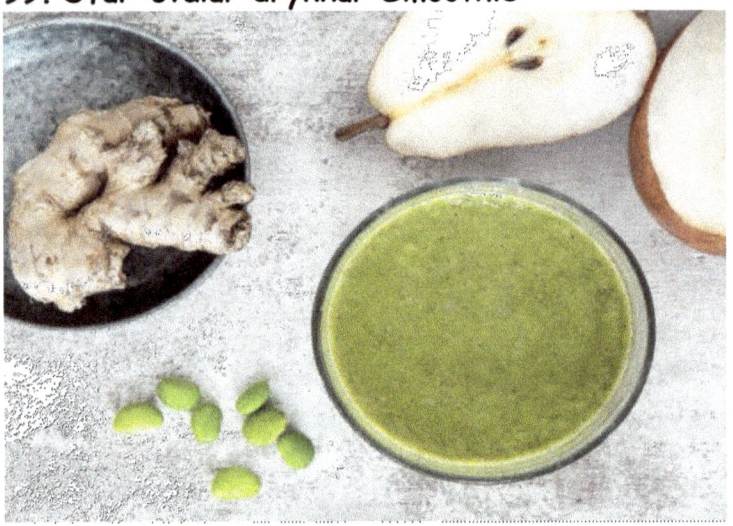

Skammtar: 2
**Hráefni :**

8 kíví

3 græn epli

1/3 agúrka

1 tommu hnúður af fersku engifer (rifinn)

Handfylli af ferskri myntu

**Leiðbeiningar:**

Blandið öllu hráefninu saman til að sameina þau. Njóttu.

**Næring**

Kaloríur 48

Kolvetni 12g

Fita 0g

Prótein 1g

## 100. Tómat Detox Smoothie

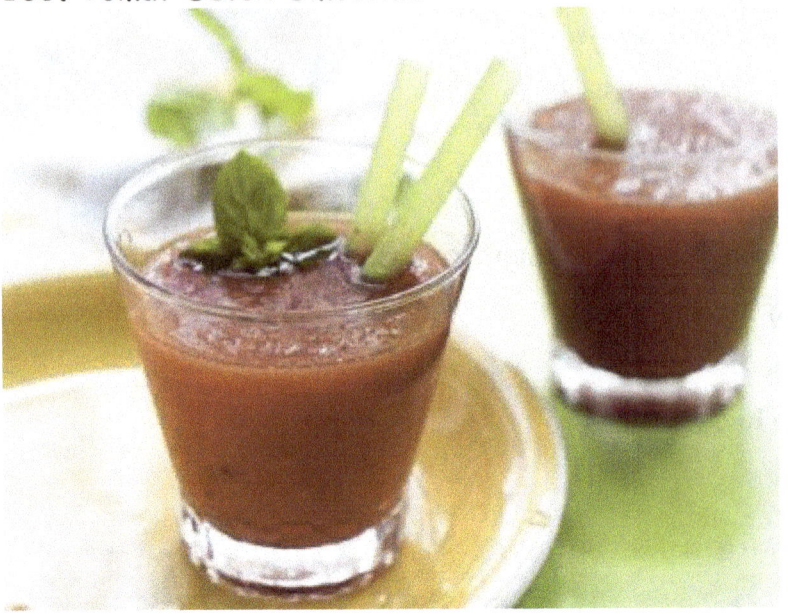

Skammtar: 2
**Hráefni :**

1 agúrka

1 stöng af sellerí

1 handfylli af steinselju

2 Meyer sítrónur

2 tómatar

1 tommu engiferhnappur

**Leiðbeiningar:**

Blandið öllu hráefninu saman til að sameina þau. Bætið við vatni ef þarf.

**Næring**

Hitaeiningar: 83

Kolvetni: 17g

Prótein: 5g

Fita: 1g

## NIÐURSTAÐA

Þarna hefurðu það!

Vegna þess að FLESTIR þessara Smoothies hafa undir 100 hitaeiningar í hverjum skammti, þá viltu sameina þá með einhverju föstu sem krefst tyggingar og er marr, eins og epli, sellerí, agúrka og eitthvað álíka. Njóttu þessara Smoothies þar sem þeir eru mikið af andoxunarefnum og innihalda frábær ofurfæði.

www.ingramcontent.com/pod-product-compliance
Lightning Source LLC
Chambersburg PA
CBHW050022130526
44590CB00042B/1542